PRIME INCISION

uma abordagem minimamente invasiva
para o tratamento do Câncer de Mama

PRIME INCISION

uma abordagem minimamente invasiva
para o tratamento do Câncer de Mama

Silvio E. Bromberg

2025

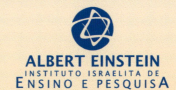

PRIME INCISION – Uma Abordagem Minimamente Invasiva para o Tratamento do Câncer de Mama

Silvio E. Bromberg

Produção editorial: 3Pontos Apoio Editorial Ltda.

Copydesk/Revisão: Equipe Proton Editorial Ltda.

Capa/Diagramação: Proton Editorial Ltda

© 2025 Editora dos Editores

Todos os direitos reservados. Nenhuma parte deste livro poderá ser reproduzida, sejam quais forem os meios empregados, sem a permissão, por escrito, das editoras. Aos infratores aplicam-se as sanções previstas nos artigos 102, 104, 106 e 107 da Lei nº 9.610, de 19 de fevereiro de 1998.

ISBN: 978-65-6103-048-9

Editora dos Editores

São Paulo: Rua Marquês de Itu, 408 - sala 104 – Centro.
(11) 2538-3117

Rio de Janeiro: Rua Visconde de Pirajá, 547 - sala 1121 – Ipanema.
www.editoradoseditores.com.br

Impresso no Brasil
Printed in Brazil
1ª impressão – 2025

Este livro foi criteriosamente selecionado e aprovado por um Editor científico da área em que se inclui. A Editora dos Editores assume o compromisso de delegar a decisão da publicação de seus livros a professores e formadores de opinião com notório saber em suas respectivas áreas de atuação profissional e acadêmica, sem a interferência de seus controladores e gestores, cujo objetivo é lhe entregar o melhor conteúdo para sua formação e atualização profissional.
Desejamos-lhe uma boa leitura!

Dados Internacionais de Catalogação na Publicação (CIP)
(Câmara Brasileira do Livro, SP, Brasil)

Bromberg, Silvio E.
  Prime incision : uma abordagem minimamente invasiva para o tratamento do câncer de mama / Silvio E. Bromberg. -- São Paulo : Editora dos Editores, 2024.

ISBN 978-65-6103-048-9

1. Câncer - Cirurgia 2. Câncer de mama - Diagnóstico 3. Câncer de mama - Tratamento I. Título.

24-224808   CDD-616.99449

Índices para catálogo sistemático:

1. Câncer de mama : Medicina 616.99449
Eliane de Freitas Leite - Bibliotecária - CRB 8/8415

Sobre o Autor

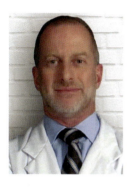

Silvio E. Bromberg, MD, PhD

- *Fellow* em Mastologia no Istituto Nazionale dei Tumori – Milano, Itália.
- Doutorado em Cirurgia pela Universidade de São Paulo (USP).
- Pós-Doutorado em Mastologia pela Universidade Federal de São Paulo (UNIFESP).
- Co-coordenador do Programa de Pós-Graduação em Oncologia Mamária do Hospital Israelita Albert Einstein (HIAE).
- Cirurgião Mastologista Titular do Centro de Oncologia do HIAE.
- Cirurgião Mastologista Titular do Departamento de Mastologia do Hospital BP – Mirante.
- Membro da Sociedade Brasileira de Mastologia (SBM).

> "A incisão deve ter o comprimento necessário, mas ser o mais curta possível."

EMIL THEODOR KOCHER (1841–1917)
*Médico e pesquisador suíço que recebeu o
Prêmio Nobel em Fisiologia ou Medicina em 1909
por seu trabalho sobre fisiologia, patologia e cirurgia da tireoide.*

Dedicatória

Agradeço profundamente à minha esposa Rachel, cujo apoio constante e incondicional tem sido essencial para minha dedicação à profissão.

Às minhas filhas, Nicole e Dafne, que enchem minha vida de alegria e inspiração, minha eterna gratidão.

À minha equipe cirúrgica – Drs. Hélio, Paulo, Patricia, Roberta e Rosana – sem vocês, não seria possível enfrentar os desafios diários. Muito obrigado por estarem sempre ao meu lado.

À minha secretária Rose, por sua dedicação e por manter minha vida profissional organizada. Sua ajuda é inestimável.

Aos meus colegas de trabalho, que compartilham comigo essa jornada diária, meu sincero agradecimento.

A todas as pacientes que contribuíram direta ou indiretamente para o aprimoramento da minha técnica cirúrgica, minha profunda gratidão.

Ao Divino, por me proporcionar a existência e tantos privilégios, meu agradecimento mais sincero.

Ao Hospital Israelita Albert Einstein, onde passo a maior parte dos meus dias e de onde recebo apoio e incentivo constantes, que tanto contribuem para meu crescimento profissional e pessoal. Muito obrigado.

Prefácio 1

Eu não sou um cirurgião. Sou somente um oncologista clínico. Mas ninguém é perfeito. Alguém pode perguntar: por que um oncologista clínico escreve um prefácio em um livro de mastologia? A resposta é simples. Porque sou um perfeccionista e detesto cirurgias malfeitas. Com aproximadamente 40 anos de oncologia clínica, eu aprendi, precocemente, que os cirurgiões de mama não são iguais e que isto é mais importante do que pode superficialmente aparentar. Claramente, alguns mastologistas se preocupam somente com a qualidade da cirurgia oncológica e não se importam com a estética. Alguns, felizmente, se preocupam com ambos os aspectos. Embora a combinação harmônica entre técnica cirúrgica e estética valha para todas as cirurgias realizadas na medicina, na mastologia a relevância é maior. É simples: uma cirurgia esteticamente ruim resulta frequentemente em depressão e forte erosão da autoestima, o que, em última instância, resulta em impacto profundamente adverso na qualidade de vida das pacientes. Não é raro eu dizer para pacientes cujos convênios não cobrem mastologistas fantásticos, que elas devem fazer um grande sacrifício financeiro para serem operadas pelos melhores mastologistas, pois isto faz a diferença. Enfatizo que o tratamento sistêmico pode, em geral, ser dado pelo médico local sob minha orientação. Mas, no que concerne a cirurgia mamária, faz muita diferença com quem a paciente se opera.

Eu tenho a honra e o privilégio de trabalhar com o Silvio há mais de 8 anos. Frequentemente tenho que olhar no prontuário da paciente que ele encaminhou para saber em que lado foi a cirurgia. Estes casos eu chamo de cirurgia "espírita". Claramente, a técnica cirúrgica desenvolvida pelo Sílvio ao longo de muitos anos se destaca. Não tenho dúvida que este livro será útil para todos os mastologistas que querem oferecer às suas pacientes a melhor medicina possível. E é importante nos nunca esquecermos que juramos fazer isto sempre.

Antonio Carlos Buzaid
Diretor Médico Geral do Centro de Oncologia da
Beneficência Portuguesa de São Paulo.

Prefácio 2

A cirurgia de mama tem sido marcada por inovações que visam não apenas a eficácia no tratamento do câncer, mas também a preservação da estética e da qualidade de vida das pacientes.

É com grande satisfação que apresento este livro, uma obra que descreve uma técnica pessoal destinada a reduzir o tamanho e o número das cicatrizes em cirurgias mamárias. Este livro, escrito pelo renomado médico mastologista, Dr. Silvio Bromberg, surge como uma contribuição valiosa para a cirurgia mamária.

Dr. Bromberg, com sua vasta experiência e dedicação ao campo da mastologia, traz uma abordagem que alia técnica cirúrgica, com um profundo respeito pela individualidade e pelo bem-estar das pacientes.

Neste livro, ele compartilha detalhes de sua técnica pessoal, desenvolvida ao longo de anos de prática e aprimoramento. A técnica, que aborda o tumor e a axila por uma mesma incisão mínima, promete não apenas eficácia no tratamento oncológico, mas também uma significativa redução nas cicatrizes pós-operatórias, um aspecto de importância para muitas mulheres.

As cicatrizes, além de sua implicação estética, carregam um peso emocional significativo. Muitas pacientes relatam que as marcas deixadas pela cirurgia afetam sua autoestima e percepção corporal. Dr. Bromberg, compreendendo essa dimensão, desenvolveu uma técnica que minimiza essas cicatrizes, permitindo que as pacientes tenham um processo de recuperação mais suave e com menos lembranças visíveis do procedimento.

O livro traz um pouco da história da cirurgia da mama, detalhes importantes da anatomia e material cirúrgico. A técnica é meticulosamente detalhada ao longo dos capítulos deste livro, oferecendo uma visão clara e prática para outros profissionais da área que desejam adotar esta metodologia em suas práticas.

O leitor encontrará aqui não apenas descrições técnicas, mas também ilustrações detalhadas e vídeos que facilitam a compreensão do procedimento. Este livro é um recurso inestimável para cirurgiões de mama, residentes, e todos os profissionais envolvidos no tratamento do câncer de mama.

Ao compartilhar seu conhecimento e experiência, Dr. Bromberg contribui para a melhoria contínua da prática cirúrgica, beneficiando tanto os profissionais da área quanto, principalmente, as pacientes que enfrentam o desafio do câncer de mama.

Com relação ao uso de uma incisão única, ressalto a importância da suavidade no manejo dos tecidos, do uso de materiais cirúrgicos adequados e de uma técnica cirúrgica refinada para evitar traumas e necroses de pele.

Convido os leitores a explorarem esta obra com atenção e abertura à nova possibilidade. A técnica apresentada por Dr. Silvio Bromberg é um convite ao desafio de um aprimoramento cirúrgico pessoal. Traz uma abordagem que respeita e valoriza a integridade corporal e emocional das pacientes. Que este livro seja uma fonte de inspiração para todos os profissionais que, como Dr. Bromberg, dedicam suas carreiras ao cuidado e ao bem-estar das mulheres.

Dr Régis Resende Paulinelli
Sócio titular da Sociedade Brasileira de Mastologia (SBM)
Presidente do Departamento de Oncoplastia e Reconstrução Mamária da SBM
Mestre e doutor em Ciências da Saúde pela UnB
Mastologista do Hospital Israelita Albert Einstein de Goiânia.
Organizador do programa de Educação Continuada Teórico-Prática em Oncoplastia e Reconstrução Mamária da SBM, no Hospital do Câncer Araújo Jorge - Goiânia.

Sumário

Capítulo 1   Cirurgia Mamária: Uma Narrativa Racional para Entender as Condutas Atuais 17

Capítulo 2   Anatomia Cirúrgica 28

Capítulo 3   Porque Realizar uma Abordagem Cirúrgica Minimamente Invasiva? 46

Capítulo 4   Cicatriz: Uma Marca para a Vida Toda 50

Capítulo 5   Prime Incision 56

Capítulo 6   Prime Incision: Nossa Experiência 60
                 Técnica cirúrgica 43

                 PASSO A PASSO: Cirurgia com incisão em sulco mámario 68

                 VÍDEOS: Acesso online de vídeos sobre técnicas de cirurgia com incisão em sulco mamário 77

Capítulo 7   Organização do Instrumental Cirúrgico 78

PRIME INCISION

uma abordagem minimamente invasiva
para o tratamento do Câncer de Mama

Capítulo 1

Cirurgia Mamária
Uma Narrativa Racional para Entender as Condutas Atuais

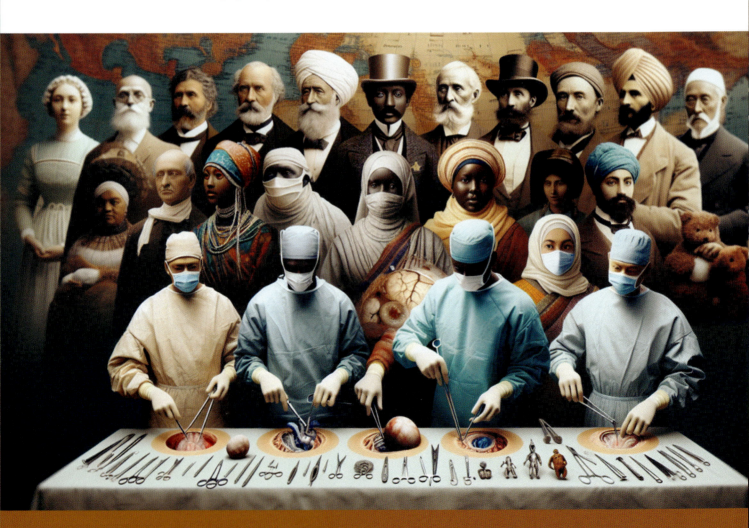

A história do tratamento cirúrgico do câncer de mama remonta a relatos desde o Antigo Egito, mas até o final do século 19 não havia entre os cirurgiões uma estratégia bem definida sobre como performar esse tratamento.

A ideia de que o câncer de mama se disseminaria de maneira sequencial, iniciando pela rede linfática e pelos linfonodos locorregionais nasceu no século 17, época em que já existiam relatos de que os linfonodos, quando acometidos, indicavam um pior prognóstico à paciente.

Registros desse período já mostravam que, para tumores pequenos, alguns cirurgiões sugeriam a remoção somente do tumor (Henry Francois Le Dran, 1685-1773), enquanto outros propunham a remoção da mama em conjunto com a fáscia peitoral e os linfonodos axilares, quando palpáveis (Jean Louis Petit, 1674-1750).

A ideia cirúrgica de que "mais" seria melhor passou a predominar no século 19, principalmente depois que Rudolph Virchow sugeriu que o sistema linfático seria o *link* entre a doença primária e o restante do corpo, explicando, dessa maneira, a recorrência da doença. Assim, reforçou-se a mentalidade da necessidade de cirurgias maiores com a retirada em bloco de mama, fáscia e linfonodos (Joseph Pancoast, 1805-1882).

Ainda nessa época, em virtude de vários cirurgiões terem observado a cirurgia em si era incapaz de prevenir a recorrência da doença, surgiu a ideia de que era necessário retirar também o tecido normal circunjacente ao tecido tumoral, e assim, quase intuitivamente, já se estabeleciam as bases para uma conduta futura de preservação da mama no tratamento desse tipo de câncer.

Como até então predominavam experiências empíricas, "achismos" e descrições de casos e séries passaram a surgir em todos os grandes centros médicos. Haviam muitas descrições cirúrgicas variadas, com alguns médicos propondo cirurgias mais conservadoras, enquanto outros propunham cirurgias radicais, como a remoção dos músculos peitorais e das fáscias concomitantemente ao esvaziamento axilar total, qualquer que fosse o tamanho tumoral.

Com o avanço da anestesia e dos conceitos de assepsia, William S. Halsted (1855-1922), um cirurgião atuante no Johns Hopkins Medical Institutions, baseado em experiências de outros profissionais, como Willie Mayer, acreditava que a remoção em bloco da mama, dos músculos peitorais, da fáscia e dos linfonodos axilares diminuiria em muito a chance de recorrência da doença. Seguindo essa premissa, Halsted publicou seus resultados dos primeiros 50 casos em 1894, demonstrando uma recorrência local de cerca de 6% em 3 anos de seguimento, o que contrariava as altas recorrências referidas pelos cirurgiões europeus.

Apesar de os resultados prognósticos da cirurgia de Halsted serem os melhores da época, o procedimento trazia sequelas às pacientes,

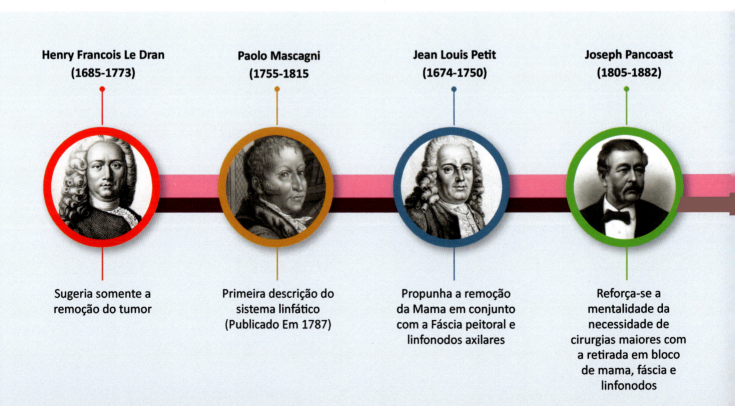

como linfedema, perda de função do membro superior homolateral e impactos psicológicos em relação à imagem corporal e à sexualidade. Curiosamente, Halsted menciona em um de seus estudos um caso com uma "pequena lesão", cuja medida era de 8 cm. Isso leva a pensar que, se ele considerou 8 cm algo inicial, então certamente a maioria dos casos era muito avançada em comparação com a referência de tumor inicial que se tem nos dias atuais.

Apesar de a cirurgia "Halstediana" ter sido um padrão por muito tempo, independentemente do tamanho do tumor, essa proposta já mostrava grandes indícios de que em diversos casos a cirurgia extensa talvez não fosse mesmo necessária. A descoberta de que cerca de 1/3 dos casos cursava com comprometimento dos linfonodos de cadeia mamária interna despertou em Jerome Urban (1914-1991) uma nova possibilidade no tratamento cirúrgico, de modo que ele sugeriu a mastectomia radical estendida, preconizando a retirada desses linfonodos, além da mama e dos linfonodos axilares.

A concepção de que eram necessárias cirurgias cada vez mais radicais ou, às vezes, mais extremas (Antonio Prudente, 1906-1965) prevaleceu durante mais da metade do século 20, considerando-se que o "máximo cirúrgico" era o necessário. Esse conceito baseava-se na concepção do "paradigma Halstediano", segundo o qual a doença se disseminava de forma centrífuga, tendo como primeira barreira a cadeia linfonodal, que, quando não resistia mais, permitia a progressão da doença em direção a outros locais.

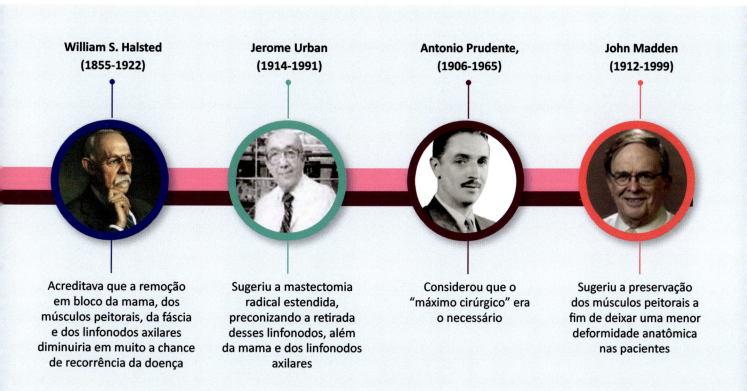

Esse paradigma norteou os cirurgiões da época a prescreverem cirurgias radicais. Mesmo com alguns cirurgiões preconizando uma discreta diminuição dessa radicalidade, como John Madden (1912-1999), que sugeriu a preservação dos músculos peitorais a fim de deixar uma menor deformidade anatômica nas pacientes, a indicação cirúrgica predominante independia da relação entre tamanho tumoral e volume mamário e era exclusivamente radical. Assim, o conceito de tratamento cirúrgico radical se consolidou e se tornou a melhor prática cirúrgica até os anos 1980.

Mas a partir dos anos 1960 um novo conceito surgiu. Bernard Fisher propôs que o câncer de mama era uma doença sistêmica e demonstrou que as células malignas poderiam se disseminar pelo sistema sanguíneo durante a formação e/ou evolução do tumor, justificando o aparecimento da doença em locais distantes das mamas. Ele mostrou, também, que a relação entre o tumor e o hospedeiro poderia variar e influenciar no comportamento da doença.

O "paradigma de Fisher" abriu possibilitou a realização de cirurgias menos radicais, pois reforçava a teoria de que a extensão da cirurgia, em muitos casos, não influenciaria na sobrevida global do paciente. Então, na década de 1970, vários *trials*, como o NSABP 04 e o Kings-Cambridge, questionaram o descalonamento cirúrgico e suas diferentes execuções como, a mastectomia simples ou a radical asso-

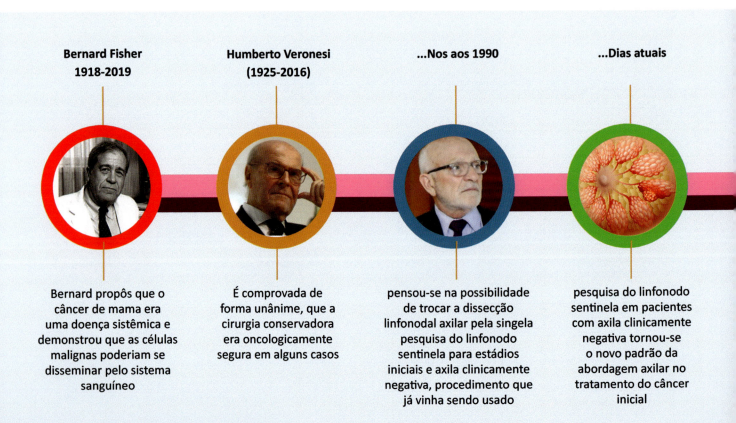

ciada ou não ao tratamento axilar. Esse questionamento sobre a necessidade da radicalidade cirúrgica aparece quase intrinsecamente, talvez, nesse momento, enraizando sua origem.

Nos anos 1980, surgiram novos *trials* focados na preservação da mama – Milan Trial, NSABP B06, EORTC 10801, Danish trial e US National Cancer Institute Trial – e todos comprovaram, de forma unânime, que a cirurgia conservadora era oncologicamente segura em alguns casos. Ficou comprovado também que o procedimento conservador, quando adequadamente, indicado não prejudicava o desfecho prognóstico da paciente, mas cabe lembrar que a radioterapia ganhou um lugar de destaque junto à proposta de se conservar a mama, pois esses resultados triunfais da cirurgia conservadora só foram possíveis porque essa modalidade cirúrgica era seguida do tratamento radioterápico locorregional, quase sempre obrigatório.

Paralelamente ao descalonamento cirúrgico, seguindo a nova premissa de que "menos é mais", nos anos 1990, pensou-se na possibilidade de trocar a dissecção linfonodal axilar pela singela pesquisa do linfonodo sentinela para estádios iniciais e axila clinicamente negativa, procedimento que já vinha sendo usado no tratamento de outros tipos de cânceres. Seguindo a tendência, essa técnica foi consagrada em vários estudos, como os pivotais e *trials* como NSABP B32 e o *trial* milanês.

Essa abordagem mais "econômica" trouxe maior qualidade de vida às pacientes, facilidade nos cuidados pós-operatórios e uma recuperação pós-cirúrgica mais rápida. Além disso, comprovou ter baixíssimo e aceitável índice de recorrência axilar.

Nos dias atuais, a pesquisa do linfonodo sentinela em pacientes com axila clinicamente negativa tornou-se o novo padrão da abordagem axilar no tratamento do câncer inicial. Essa redução na abordagem axilar, assim como a diminuição da extensão do tratamento cirúrgico por meio das cirurgias conservadoras da mama, veio acompanhada de melhores programas de rastreamento mamográfico, permitindo diagnósticos mais precoces e precisos. Os procedimentos conservadores evoluíram com um melhor entendimento da biologia tumoral e suas inter-relações com o hospedeiro, permitindo, cada vez mais, uma maior personalização do tratamento sistêmico. Cabe ainda mencionar o progresso tecnológico e o avanço nos conhecimentos técnicos, biológicos e físicos, que também proporcionaram uma revolução no tratamento radioterápico.

Com o passar dos anos e a constante busca por mais efetividade e menos agressividade cirúrgica, transgrediu-se mais uma vez a concepção da necessidade do tratamento axilar. Assim, a possibilidade de ser mais conservador no tratamento axilar passou a ser questionada: se o esvaziamento axilar é poupado em pacientes com axila e pesquisa de linfonodo sentinela clinicamente negativas, por que não poupar também quem tivesse uma baixa carga tumoral no linfonodo sentinela acometido?

Assim estendeu-se a redução no tratamento axilar, evitando-se a realização da linfonodectomia axilar mesmo em pacientes com linfonodo sentinela positivo. A partir de estudos como o IBCSG 23-01 e o AATRM 048/13, focados em pacientes com presença de micrometástases em linfonodo sentinela, e outros focados na presença de macrometástases nesses mesmos linfonodos, como o pivotal ACOSOG Z0011(American College of Surgeons Oncology Group), o AMAROS Trial (After Mapping of the Axilla: Radiotherapy Or Surgery) e o OTOASOR Trial (Optimal Treatment Of the Axilla – Surgery or Radiotherapy), o papel da radioterapia em axila com linfonodo sentinela acometido e redução da intervenção cirúrgica axilar passou.

Essas mudanças de paradigmas no tratamento cirúrgico do câncer de mama traduzem o momento atual e sinalizam uma nova busca por outros rumos terapêuticos. Atualmente, tem sido estudada a possibilidade de abortar a abordagem axilar (SENOMAC Trial, ALLIANCE A011202 e NSABP B51) e, em casos específicos, minimizar a abordagem mamária. Hoje defende-se a concepção da multidisciplinaridade na tomada de decisão e no manejo do tratamento clínico-cirúrgico, sempre embutido na mentalidade de descalonamento e "taylorização" do tratamento para cada paciente.

O progresso no conhecimento da genética e da biologia, tanto tumoral quanto do hospedeiro, tem permitindo cada vez mais ousadias na concepção de estratégias terapêuticas para o tratamento do câncer de mama.

REFERÊNCIAS

1. Boughey JC, Ballman KV, Le-Petross HT, McCall LM, Mittendorf EA, Ahrendt GM, et al. Identification and resection of clipped node decreases the false-negative rate of sentinel lymph node surgery in patients presenting with node-positive breast cancer (T0–T4, N1–N2) who receive neoadjuvant chemotherapy: results from ACOSOG Z1071 (Alliance). Ann Surg. 2016;263:802-7.
2. Boughey JC, Suman VJ, Mittendorf EA, Ahrendt GM, Wilke LG, Taback B, et al. Sentinel lymph node surgery after neoadjuvant chemotherapy in patients with node-positive breast cancer: the ACOSOG Z1071 (Alliance) clinical trial. JAMA. 2013;310(14):1455-61. De Boniface J, Frisell J, Andersson Y, Bergkvist L, Ahlgren J, Rydén L, et al. Survival and axillary recurrence following sentinel node-positive breast cancer without completion axillary lymph node dissection: the randomized controlled SENOMAC trial. BMC Cancer. 2017;17:379.
3. Donker M, van Tienhoven G, Straver ME, Meijnen P, van de Velde CJ, Mansel RE, et al. Radiotherapy or surgery of the axilla after a positive sentinel node in breast cancer (EORTC 10981-22023 AMAROS): a randomised, multicentre, open-label, phase 3 non-inferiority trial. Lancet Oncol. 2014;15:1303-10.
4. Fisher B, Bauer M, Margolese R, Poisson R, Pilch Y, Redmond C, et al. Five-year results of a randomized clinical trial comparing total mastectomy and segmental mastectomy with or without radiation in the treatment of breast cancer. N Engl J Med. 1985;312:665-73.
5. Fisher B, Redmond C, Poisson R, Margolese R, Wolmark N, Wickerham L, et al. Eight-year results of a randomized clinical trial comparing total mastectomy and lumpectomy with or without irradiation if the treatment of breast cancer. N Engl J Med. 1989;320:822-8.
6. Galimberti V, Cole BF, Viale G, Veronesi P, Vicini E, Intra M, et al. Axillary dissection versus no axillary dissection in patients with breast cancer and sentinel-node micrometastases (IBCSG 23-01): 10-year follow-up of a randomised, controlled phase 3 trial. Lancet Oncol. 2018;19(10):1385-93.
7. Galimberti V, Cole BF, Zurrida S, Viale G, Luini A, Veronesi P, et al. Galimberti V, Cole BF, Viale G, Veronesi P, Vicini E, Intra M, et al. Axillary dissection versus no axillary dissection in patients with breast cancer and sentinel-node micrometastases (IBCSG 23-01): 10-year follow-up of a randomised, controlled phase 3 trial. Lancet Oncol. 2018;19(10):1385-93.
8. Garcia-Etienne CA, Tomatis M, Heil J, Friedrichs K, Kreienberg R, Denk A, et al. Mastectomy trends for early-stage breast cancer: a report from the EUSOMA multi-institutional European database. Eur J Cancer. 2012;48:1947-56.
9. Gary H Lyman, Armando E Giuliano, Mark R Somerfield, et al . American Society of Clinical Oncology guideline recommendations for sentinel lymph node biopsy in early-stage breast cancer. J Clin Oncol. 2005;23(30):7703-20.
10. Galimberti V, Cole BF, Zurrida S, Viale G, Luini A, Veronesi P, et al. Axillary dissection versus no axillary dissection in patients with sentinel-node micrometastases (IBCSG 23-01): a phase 3 randomised controlled trial. Lancet Oncol. 2013;14(4):297-305.
11. Giuliano AE, Ballman KV, McCall L, Beitsch PD, Brennan MB, Kelemen PR, et al. Effect of axillary dissection vs no axillary dissection on 10-year overall survival among women with invasive breast cancer and sentinel node metastasis: the ACOSOG Z0011 (Alliance) randomized clinical trial. JAMA. 2017;318:918-26.
12. Giuliano AE, Dale PS, Turner RR, Morton DL, Evans SW, Krasne DL. et al. Improved axillary staging of breast cancer with sentinel lymphadenectomy. Ann Surg. 1995;222:394-401.
14. Giuliano AE, Han SH. Local and regional control in breast cancer: role of sentinel node biopsy. Adv Surg. 2011;45:101-16. Goya A. Positive sentinel node-adjuvant therapy alone versus adjuvant therapy plus Clearance or axillary radiotherapy: a randomized controlled trial of axillary treatment in women with early stage breast cancer who have metastases in one or two sentinel nodes. BMJ Open. 2021;11(12):e054365.
15. Guth U, Myrick ME, Viehl CT, Schmid SM, Obermann EC, Weber WP. The post ACOSOG Z0011 era: does our new understanding of breast cancer really change clinical practice? Eur J Surg Oncol. 2012;38:645e50. Haagensen CD, Stout AP. Carcinoma of the breast – criteria of operability. Ann Surg. 1943;118:859-70.

16. Halsted WS. The results of operation for the care of cancer of the breast at the Johns Hopkins from June 1889 to January 1894. Johns Hopkins Hosp Rec. 1894;4:297.
17. Halsted WS. The results of operations for the cure of cancer of the breast performed at the Johns Hopkins Hospital from June 1889 to January, 1894. Johns Hopkins Bull. 1984-1985;4:297.
18. Harbeck N, Penault-Llorca F, Cortes J, Gnant M, Houssami N, Poortmans P, et al. Breast cancer. Nature. 2019;5:66.
19. Hosseini A, Khoury AL, Esserman LJ. Precision surgery and avoiding over-treatment. Eur J Surg Oncol. 2017;43(5):938-43.
20. Julian T, Krag D, Brown A. Preliminary technical results of NSABP B-32, a randomized phase III clinical trial to compare sentinel node resection to conventional axillary dissection in clinically node-negative breast cancer patients. J Clin Oncol. 2004;88(18_Suppl):S11.
21. Kantor O, Ajmani G, Wang CH, Datta A, Yao K. The shifting paradigm for breast cancer surgery in patients undergoing neoadjuvant chemotherapy. Ann Surg Oncol. 2018;25:164-72.
22. Katz SJ, Jagsi R, Morrow M. Reducing overtreatment of cancer with precision medicine: just what the doctor ordered. JAMA. 2018;319(11):1091-2.
23. Krag DN, Anderson SJ, Julian TB, Brown AM, Harlow SP, Ashikaga T, et al. Technical outcomes of sentinel-lymph-node resection and conventional axillary-lymph-node dissection in patients with clinically node-negative breast cancer: results from the NSABP B-32 randomised phase III trial. Lancet Oncol. 2007;8(10):881-8. Early Breast Cancer Trialist's Collaborative Group. Effect of radiotherapy after mastectomy and axillary surgery on 10-year recurrence and 20-year breast cancer mortality: meta-analysis of individual patient data for 8135 women in 22 randomised trials. Lancet. 2014;383(9935):2127-35. Krag DN, Anderson SJ, Julian TB, Brown AM, Harlow SP, Costantino JP, et al .Sentinel-lymph-node resection compared with conventional axillary-lymph-node dissection in clinically node-negative patients with breast cancer: overall survival findings from the NSABP B-32 randomised phase 3 trial. Lancet Oncol. 2010;11(10):927-33.
24. Kuehn T, Bauerfeind I, Fehm T, Fleige B, Hausschild M, Helms G, et al. Sentinel-lymph-node biopsy in patients with breast cancer before and after neoadjuvant chemotherapy (SENTINA): a prospective, multicentre cohort study. Lancet Oncol. 2013;14:609-18. Veronesi U, Salvadori B, Luini A. Breast conservation is a safe method in patients with small cancer of the breast. Long term results of three randomized trials on 1,973 patients. Eur J Cancer. 1995;31:1574-9.
25. Lim GH, Teo SY, Gudi M, Ng RP, Pang J, Tan YS, et al. Initial results of a novel technique of clipped node localization in breast cancer patients postneoadjuvant chemotherapy: Skin Mark clipped Axillary nodes Removal Technique (SMART trial). Cancer Med. 2020;9:1978-85. Yan M, Abdi MA, Falkson CB. Axillary management in breast cancer patients: a comprehensive review of the key trials. Clin Breast Cancer. 2018;18:1251-9.
26. Litière S, Werutsky G, Fentiman IS, Rutgers E, Christiaens MR, Van Limbergen E, Baaijens MH, et al. Breast conserving therapy versus mastectomy for stage I-II breast cancer: 20 year follow-up of the EORTC 10801 phase 3 randomised trial. Lancet Oncol. 2012;13:412-9.
27. Losken A, Hart AM, Chatterjee A. Updated evidence on the oncoplastic approach to breast conservation therapy. Plast Reconstr Surg. 2017;140:14s
28. Lyman GH, Giuliano AE, Somerfield MR, Benson AB 3rd, Bodurka DC, Burstein HJ, et al. Axillary dissection vs no axillary dissection in women with invasive breast cancer and sentinel node metastasis: a randomized clinical trial. JAMA. 2011;305:569e75. Magnoni F, Galimberti V, Corso G, Intra M, Sacchini V, Veronesi P. Axillary surgery in breast cancer: an updated historical perspective. Semin Oncol. 2020;1:43.
29. McCarter MD, Yeung H, Fey J, Borgen PI, Cody HS. The breast cancer patient with multiple sentinel nodes: when to stop? J Am Coll Surg. 2001;192:692-7. Merckel LG, Verburg E, van der Velden BHM, Loo CE, van den Bosch MAAJ, Gilhuijs KGA. Eligibility of patients for minimally invasive breast cancer therapy based on MRI analysis of tumor proximity to skin and pectoral muscle. Breast J. 2017;1-8.
30. Meyer W. An improved method of the radical operation for carcinoma of the breast. Med Rec. 1894;46:746. Mok CW, Lai HW Evolution of minimal access breast surgery. Gland Surg. 2019;8(6):784-93.

31. Morrow M. De-escalating and escalating surgery in the management of early breast cancer. Breast. 2017;34(Suppl 1):S1-S4.
32. Ollila D, Hwang ES, Brenin DR, Kuerer HM, Yao K, Feldman S. The changing paradigms for breast cancer surgery: performing fewer and less-invasive operations. Ann Surg Oncol. 2018;25(10):2807-12.
33. Parra RFD, Kuerer H. Selective elimination of breast cancer surgery in exceptional responders: historical perspective and current trials. Breast Cancer Res. 2016;18:28.
34. Rubio IT. Breast conservative surgery in breast cancer: simple can be harder than complex. J Surg Oncol. 2014;110:1.
35. Sávolt Á, Péley G, Polgár C, Udvarhelyi N, Rubovszky G, Kovács E, et al . Eight-year follow up result of the OTOASOR trial: The Optimal Treatment Of the Axilla - Surgery Or Radiotherapy after positive sentinel lymph node biopsy in early-stage breast cancer: a randomized, single centre, phase III, non-inferiority trial. Eur J Surg Oncol. 2017;43(4):672-9.
36. Solá M, Alberro JA, Fraile M, Santesteban P, Ramos M, Fabregas R, et al Complete axillary lymph node dissection versus clinical follow-up in breast cancer patients with sentinel node micrometastasis: final results from the multicenter clinical trial AATRM 048/13/2000. Ann Surg Oncol. 2013;20(1):120-7.
37. Tubiana M, Koscielny S. Natural history of human breast cancer: recent data and clinical implications. Breast Cancer Res Treat. 1991;18:125-40.
38. Veronesi U, Cascinelli N, Mariani L, Grecco M, Sarccozzi R, Luini A, et al. Twenty-year follow-up of randomized study comparing breast-conserving surgery with radical mastectomy for early breast cancer. N Engl J Med. 2002;347:1227-32. Veronesi U, Paganelli G, Viale G, Luini A, Zurrida S, Galimberti V, et al. A randomized comparison of sentinel-node biopsy with routine axillary dissection in breast cancer. N Engl J Med. 2003;349:546-53.
39. Veronesi U, Paganelli G, Viale G, Luini A, Zurrida S, Galimberti V, et al. Sentinel-lymph-node biopsy as a staging procedure in breast cancer: update of a randomised controlled study. Lancet Oncol. 2006;7(12):983-90. Veronesi U, Saccozzi R, Del Vecchio M, Banfi A, Clemente C, De Lena M, et al. Comparing radical mastectomy with quadrantectomy, axillary dissection, and radiotherapy in patients with small cancers of the breast. N Engl J Med. 1981;305:6-11.
40. Veronesi U, Viale G, Paganelli G, Zurrida S, Luini A, Galimberti V, et al . Sentinel lymph node biopsy in breast cancer: ten-year results of a randomized controlled study. Ann Surg. 2010;251(4):595-600.
41. Veronesi U, Volterrani F, Luini A, Saccozzi R, Del Vecchio M, Zucali R, et al. Quadrantectomy versus lumpectomy for small size breast cancer. Eur J Cancer. 1990;26:671-3.
42. Vila J, Gandini S, Gentilini O. Overall survival according to type of surgery in young (40 years) early breast cancer patients: a systematic meta-analysis comparing breast-conserving surgery versus mastectomy. Breast. 2015;24(3):175-81.

Anatomia Cirúrgica

Capítulo 2

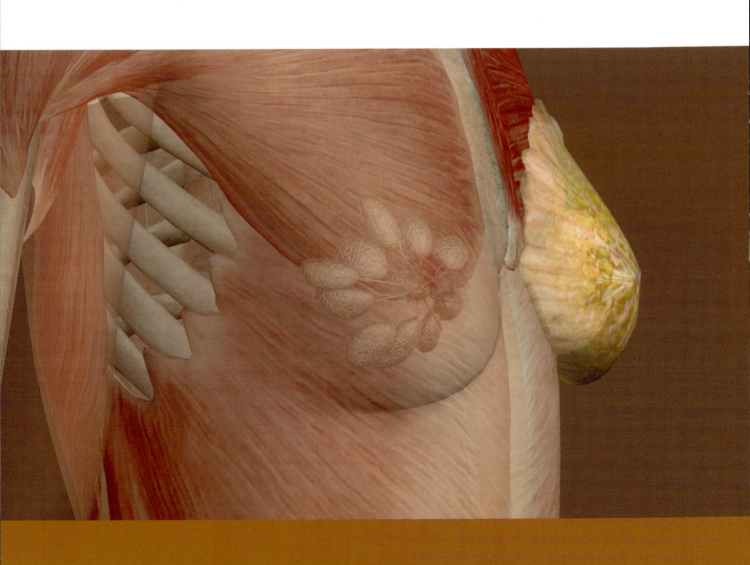

MAMA ADULTA

A mama adulta situa-se entre a segunda e a sexta costelas no eixo vertical e entre a linha paraesternal e a linha axilar média no eixo horizontal. Em geral, apesar de muito variável, seu diâmetro é de cerca de 10 a 12 cm, com espessura média em sua parte central de 5 a 7 cm. Seu contorno também é variável, podendo ser arredondado, cônico, em gota ou pendular.

A mama é formada pelo conjunto de pele, tecido subcutâneo, gordura e tecido glandular, o qual é constituído pelo estroma e pelo parênquima. O estroma e o tecido subcutâneo contêm tecido gorduroso, tecido conectivo, vasos sanguíneos, vasos linfáticos e nervos. Já o parênquima, é dividido em 15 a 20 segmentos dispostos radialmente e que convergem da base da mama em direção ao mamilo. No parênquima está inserido todo o sistema ductal, que também converge ao mamilo. A nomenclatura dos ductos varia conforme sua localização, e estes saem do mamilo em direção à base da glândula, estendendo-se até os alvéolos, que estão agrupados em número variável. Os alvéolos se agrupam formando os lóbulos, os quais, por sua vez, estão dispostos na glândula mamária em número variável de 20 a 40 **(Figuras 2.1 e 2.2)**.

A glândula mamária é envolta por uma fáscia superficial à glândula e outra mais profunda, posterior à glândula. Ambas têm origem na fáscia do musculo peitoral maior, que está em continuidade com a fáscia superficial abdominal (fáscia de Camper). Entre as fáscias superficial e profunda, no interior do tecido glandular mamário, estão os tecidos fibrosos, chamados de ligamentos suspensores da mama ou ligamentos de Cooper **(Figura 2.3)**.

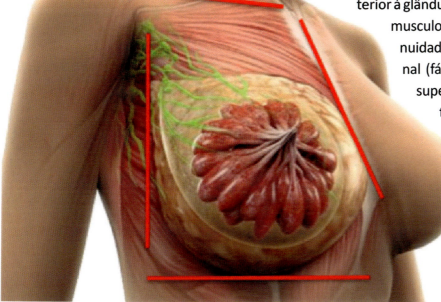

Figura 2.1 ▪ Visão estrutural da mama e tórax.

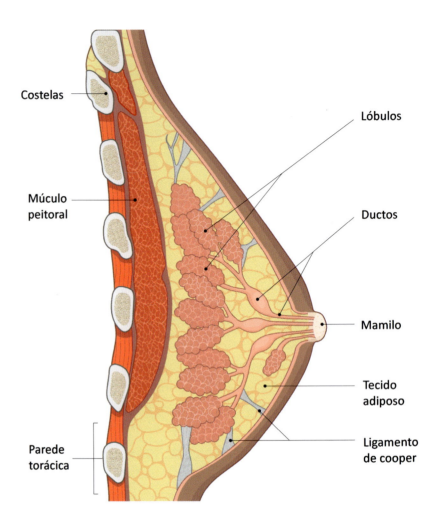

Figura 2.2
Visão da estrutura da glândula mamária.

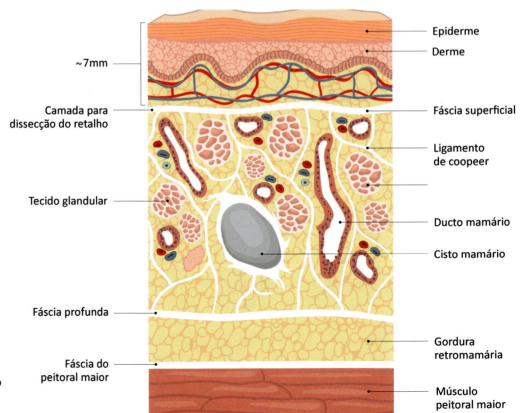

Figura 2.3
Visão estratificada da mama, da pele ao músculo.

VASCULARIZAÇÃO DA MAMA

As mamas são irrigadas majoritariamente por vasos superficiais. Sua vascularização advém principalmente das artérias torácica (mamária) interna e lateral. Os ramos laterais aumentados das artérias perfurantes anteriores, que se originam na artéria torácica interna, dirigem-se às mamas e se tornam artérias mamárias mediais. Em geral, as artérias mamárias laterais têm origens diversas e derivam da artéria torácica lateral. As artérias intercostais posteriores do segundo e do quarto espaço intercostal também emitem ramos mamários. As veias superficiais acompanham o trajeto das artérias e drenam para ramos perfurantes da veia torácica interna, tributárias da veia axilar e dos ramos perfurantes das veias intercostais posteriores. Elas formam uma anastomose circular em volta do mamilo, chamado de "círculo venoso" **(Figuras 2.4 e 2.5)**.

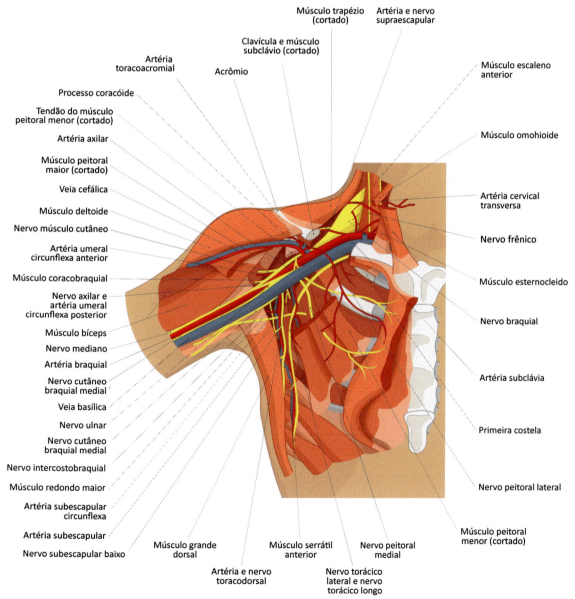

Figura 2.4 ■ Representação da vascularização.

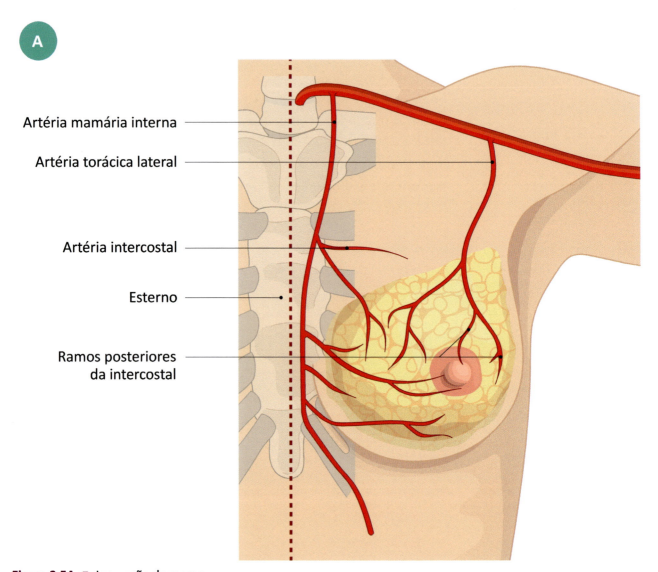

Figura 2.5A ▪ Inervação da mama.

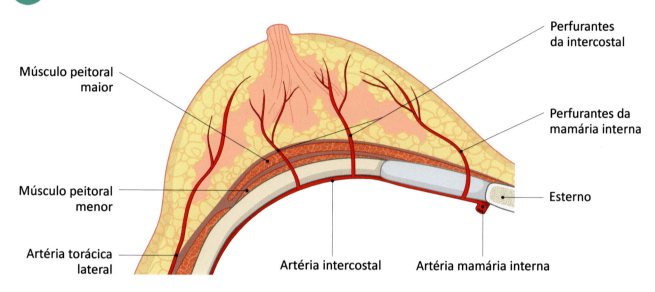
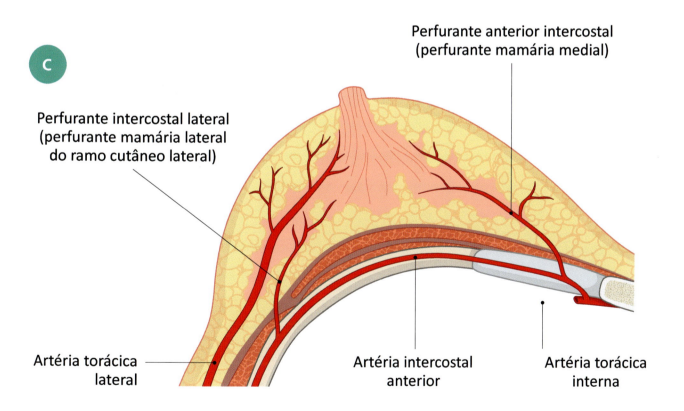

Figura 2.5B e C ■ Inervação da mama.

INERVAÇÃO DA MAMA

A inervação sensorial deriva majoritariamente dos ramos cutâneos lateral e anterior do segundo ao sexto nervo intercostal. Ramos do nervo supraclavicular inervam uma pequena área da pele na região superior da mama **(Figuras 2.6** e **2.7)**.

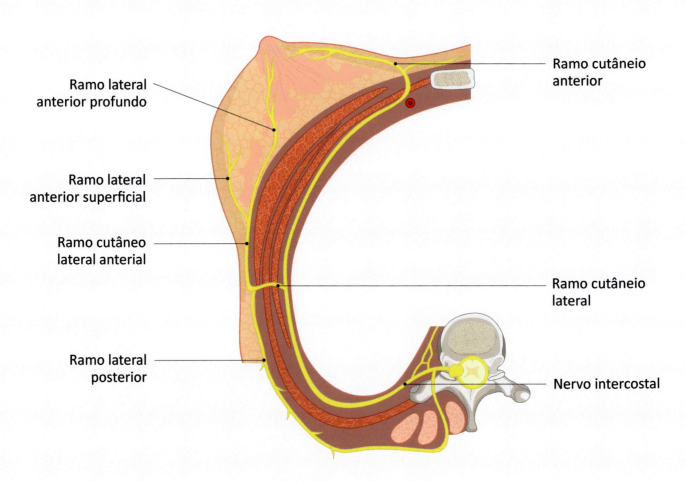

Figura 2.6 ▪ Representação da inervação intercostal.

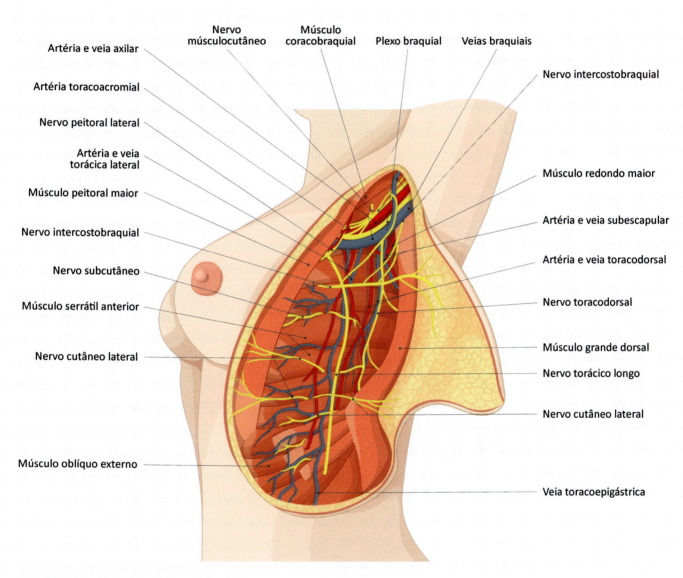

Figura 2.7 ■ Representação da inervação.

PAREDE TORÁCICA

A parede torácica é composta por 12 vértebras torácicas, 12 costelas e cartilagens costais, o esterno e seus respectivos músculos. Nos espaços intercostais estão os músculos intercostais externos, internos e profundos, bem como seus vasos e nervos intercostais. Essas três camadas musculares são finas e suas fibras vão de uma costela a outra.

Os músculos intercostais externos se originam posteriormente, laterais ao tubérculo da costela, e se estendem anteriormente, até passarem a junção costocondral. Entre as cartilagens costais, o músculo dá lugar à membrana intercostal externa. As fibras musculares intercostais internas vão da borda superior de uma costela à borda inferior da costela seguinte. As fibras musculares dessa camada chegam ao esterno anteriormente. Posteriormente, estendem-se até os ângulos costais, onde se transformam em membranas intercostais internas.

Os músculos intercostais profundos se encontram profundamente aos intercostais internos. Estes músculos intercostais internos, são menos desenvolvidos e se separam dos músculos intercostais internos pelos nervos e vasos intercostais. O músculo transverso e os músculos subcostais do tórax ficam na superfície interna da parede torácica. Os músculos subcostais são feixes de fibras de comprimentos desiguais que se iniciam posteriormente e atravessam de dois a três espaços intercostais. O transverso do tórax é um músculo fino, cujas fibras se iniciam na superfície posterior da parte inferior do esterno e vão em direção às cartilagens costais vizinhas.

A parede torácica é inervada pelos ramos ventrais dos nervos espinhais de T1 a T12. Os nervos de T1 a T11 são intercostais, e T12 é o nervo subcostal. Eles inervam todos os músculos e dão ramos para a pele sobrejacente, os nervos cutâneos laterais. Os seis superiores terminam como nervos cutâneos anteriores, superficialmente, enquanto os seis inferiores terminam como nervos toracoabdominais, inervando a parede abdominal anterior. O nervo está abaixo da veia e da artéria. Em cada espaço intercostal, estão dois pares de artérias intercostais (posterior e anterior) que, juntas, formam a anastomose.

As artérias intercostais posteriores são ramos da aorta torácica descendente. As cinco artérias intercostais anteriores superiores são ramos da artéria torácica (mamária) interna. As seis inferiores advêm da artéria musculofrênica, um dos ramos terminais da torácica interna. As veias intercostais seguem padrões semelhantes: as duas primeiras veias intercostais anteriores drenam para a veia braquiocefálica, e, as restantes, para as veias torácicas musculofrênica e interna. As veias intercostais posteriores drenam para as veias ázigo e hemiázigo **(Figuras 2.8 e 2.9)**.

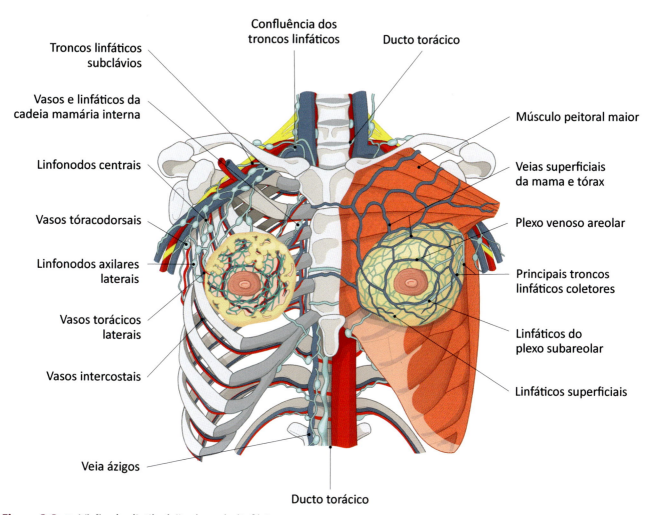

Figura 2.8 ■ Visão da distribuíção da rede linfática.

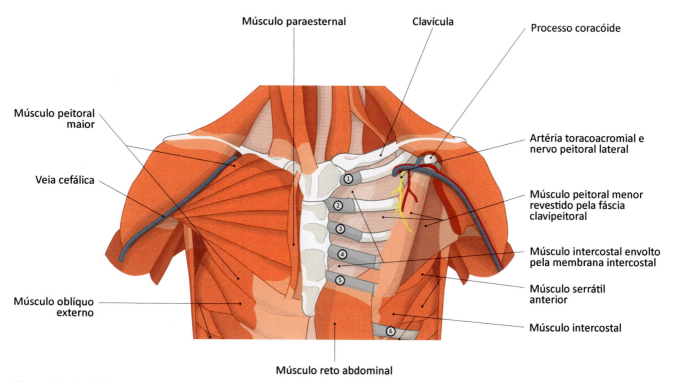

Figura 2.9 ■ Visão da musculatura torácica.

MÚSCULOS ESTRUTURAS CORRELATAS

A Tabela 2.1 apresenta os músculos da parede torácica que formam os limites anatômicos da axila, suas origens, inserções, ações e inervação.

Tabela 2.1

Peitoral maior	1. Clavícula 2. Esterno 3. Primeiras seis costelas 4. Músculo oblíquo abdominal	Úmero	Flexão, adução, rotação medial do membro superior	Peitoral medial e lateral
Peitoral menor	Costelas 3 a 5	Escápula	Deprime a escápula e traciona a escápula anteriormnete	Peitoral medial
Subclávio	Primeira costela	Clavícula	Deprime o ombro e traciona anteriormente	Torácico longo
Serrátil anterior	Costelas 1 a 8	Escápula	Rotaciona a escápula e a traciona anteriormente	Torácico longo
Subescapular	Fossa subescapular	1. Úmero 2. Cápsula da articulação do ombro	Rotação medial do membro superior	Subescapular superior e inferior
Redondo maior	Escápula	Úmero	Adução, extensão, rotação medial do MMSS	Escapular inferior
Latíssimo do droso	1. Vértebral sacrais superiores/seis inferiores 2. Crista ilíaca 3. Três a quatro costelas inferiores (Figura 2.9)	Úmero	Extensão, adução, rotação medial do MMSS, deprime o ombro e traciona posteriormente	Toracodorsal

AXILA

Localização e limites anatômicos

A axila é um espaço triangular entre o membro superior e a parede torácica. Nela estão os vasos axilares e seus ramos, bem como o plexo braquial e seus ramos e linfonodos, envoltos em tecido adiposo. O ápice está em direção medial e cranial e termina no canal cervicoaxilar, chegando ao trígono cervical posterior. A base é formada por fáscia axilar e pele (Figura 2.10).

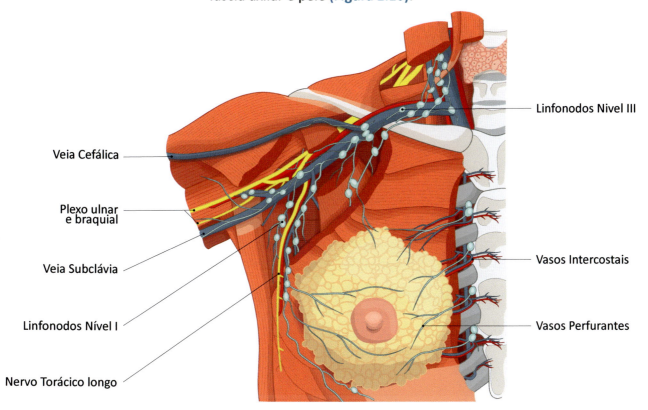

Figura 2.10 ▪ Disposição dos linfonodos axilares axilares e de cadeia mamária interna e dos principais nervos vizinhos à veia subclávia

Fáscia

A fáscia axilar é uma camada de revestimento que se estende do peitoral maior ao latíssimo do dorso, ou músculo grande dorsal, e envolve a fossa axilar. Ela é contínua à fáscia que cobre os músculos que formam os limites da axila. A fáscia clavipeitoral é uma camada profunda que vai da clavícula à fáscia axilar no assoalho da axila. Ela se divide em duas camadas, anterior e posterior ao músculo subclávio. Na porção inferior desse músculo, forma uma camada que corre lateralmente até a borda do peitoral menor, onde se divide novamente para envolver o músculo.

A porção superior da fáscia clavipeitoral, a membrana costocoracoide, está entre o peitoral menor e o subclávio. É perfurada pela veia cefálica, pelo nervo peitoral lateral e pelos ramos do tronco toracoacromial.

A porção inferior da fáscia clavipeitoral, localizada profundamente ao peitoral menor, é comumente conhecida como "ligamento suspensor da axila", ou "fáscia coracoaxilar", e está contínua à fáscia axilar.

ARTÉRIA AXILAR

A artéria axilar pode ser dividida em três partes na axila, considerando-se sua localização em relação ao peitoral menor.

Ramos arteriais

1. A artéria torácica superior vasculariza a parede torácica no primeiro e no segundo espaços intercostais.
2. O tronco toracoacromial se divide nos ramos acromial, clavicular, deltoide e peitoral.
3. A artéria torácica lateral acompanha a borda lateral do peitoral menor na face superficial do serrátil anterior, e também irriga os ramos mamários. Os ramos peitorais do tronco toracoacromial, assim como a artéria torácica lateral, irrigam os peitorais maior e menor.
4. As artérias umerais circunflexas anterior e posterior irrigam a região superior dos membros superiores e contribuem para a circulação colateral em volta do ombro.
5. A artéria subescapular é o maior ramo da axila, estando intimamente associada aos grupos de linfonodos centrais e subescapulares. Ramifica-se nas artérias circunflexa subescapular e toracodorsal. A artéria toracodorsal atravessa o subescapular, músculo que irriga, fornecendo também ramos para os músculos serrátil anterior e latíssimo do dorso.

Veia axilar

A veia axilar se inicia na união das veias basílica e braquial e termina na primeira costela, como veia subclávia. Sobrepõe-se parcialmente à artéria axilar e recebe tributárias (em geral, pares de veias) que correspondem aos ramos da artéria axilar e da veia cefálica. A veia cefálica está localizada no sulco entre os músculos deltoide e peitoral e perfura a fáscia clavipeitoral, unindo-se à veia axilar.

Plexo braquial

O plexo braquial é formado pela união dos ramos ventrais de C5 a C8 à maioria dos ramos ventrais do primeiro nervo torácico. Esses nervos, eventualmente, formam troncos, divisões anteriores e posteriores e fascículos. Na axila, as divisões anteriores e posteriores formam três fascículos. Os três fascículos do plexo braquial recebem o nome de sua posição em relação à artéria axilar.

1. O nervo peitoral lateral inerva o peitoral maior e origina um ramo que se comunica com o nervo peitoral medial. Perfura a fáscia clavipeitoral junto com a artéria toracoacromial e adentra a superfície profunda da cabeça clavicular do peitoral maior.

2. O nervo peitoral medial passa entre a artéria e a veia axilar, cobrindo a superfície profunda do peitoral menor e seguindo profundamente no peitoral maior. É a principal inervação do peitoral menor.

3. O toracodorsal vai em direção caudal, atravessando a borda lateral da escápula e do redondo maior e adentrando a superfície costal do latíssimo do dorso.

4. O nervo torácico longo está localizado na parede medial da axila, no serrátil anterior. Surge das raízes de C5 a C7 e entra na axila pelo canal cervicoaxilar. A lesão desse nervo resulta em paralisia parcial ou total do serrátil anterior. O deficit funcional é a incapacidade de elevar o braço acima do ombro.

5. O nervo intercostobraquial é formado pela união do ramo cutâneo lateral do segundo nervo intercostal ao nervo cutâneo medial do membro superior. Inerva a pele do assoalho da axila e do aspecto medial superior do membro superior. Um segundo nervo intercostobraquial também pode formar um ramo anterior com o terceiro nervo cutâneo lateral do membro superior. Sua lesão provoca perda de sensibilidade no assoalho da axila e no aspecto medial do membro superior **(Figura 2.11)**.

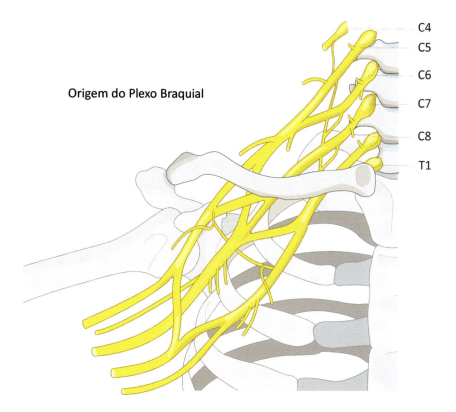

Figura 2.11
Origem do plexo braquial

LINFONODOS AXILARES

A principal via de drenagem linfática da mama são os linfonodos axilares, que podem ser divididos em níveis de acordo com sua posição em relação ao peitoral menor. No nível 1, estão os grupos mamário externo, das veias axilar e escapular, localizados lateralmente à borda lateral do músculo peitoral menor. No nível 2, estão o grupo central e alguns linfonodos subclaviculares, localizados profundamente no músculo peitoral menor. No nível 3, está o grupo subclavicular, localizado medialmente à borda medial do peitoral menor. Essa distinção auxilia no exame anatomopatológico de amostras cirúrgicas. E há, ainda, os linfonodos interpeitorais, chamados de cadeia de Rotter (Figuras 2.12 e 2.14).

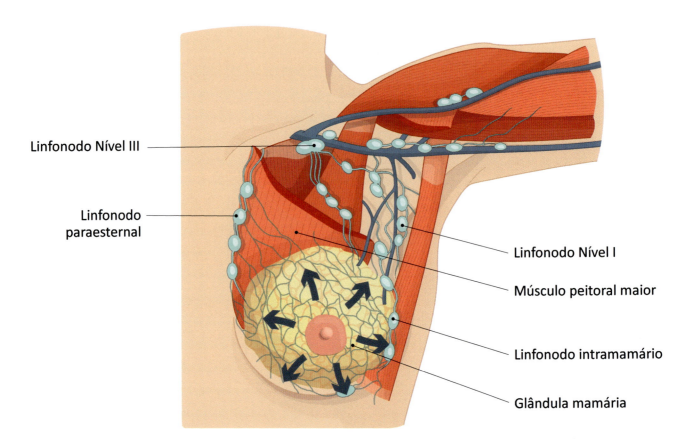

Figura 2.12 ▪ Drenagem Linfática da Mama.

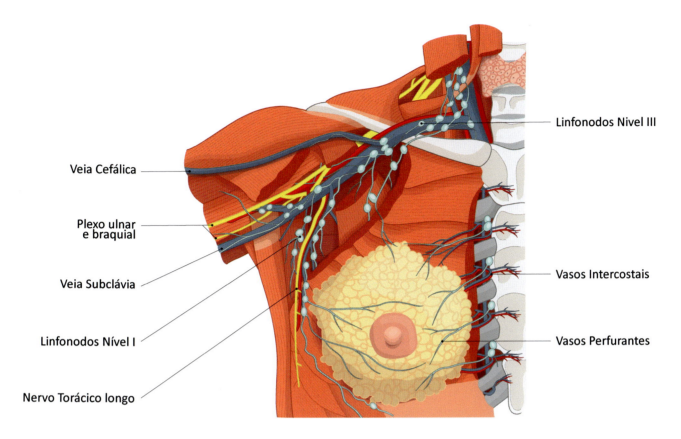

Figura 2.13 ■ Disposição dos linfonodos axilares axilares e de cadeia mamária interna e dos principais nervos vizinhos à veia subclávia

LINFONODOS MAMÁRIOS INTERNOS

Os linfonodos mamários internos estão nos espaços intercostais, na região paraesternal. Eles ficam próximos aos vasos mamários internos, envoltos em gordura extrapleural, e dispostos nos espaços intercostais.

REFERÊNCIAS

1. Bland KI, Copeland EM. The breast: comprehensive management of benign and malignant diseases. 2. ed. Philadelphia: W.B. Saunders; 1998.
2. Munhoz AM, Gemperli R. et al. Critical analysis of reduction mammaplasty techniques in combination with concervative breast surgery. Plast Reconstr Surg. 2006;18(1):47-54.
3. Netter FH, Hansen JT. Netter's clinical anatomy. 4. ed. New York: Elsevier; 2018.
4. Rosse C, Gaddurn-Rosse P. Hollinshead's textbook of anatomy. 5. ed. New York: Lippincott-Raven; 1997.

Capítulo 3

Porque realizar uma abordagem cirúrgica minimamente invasiva?

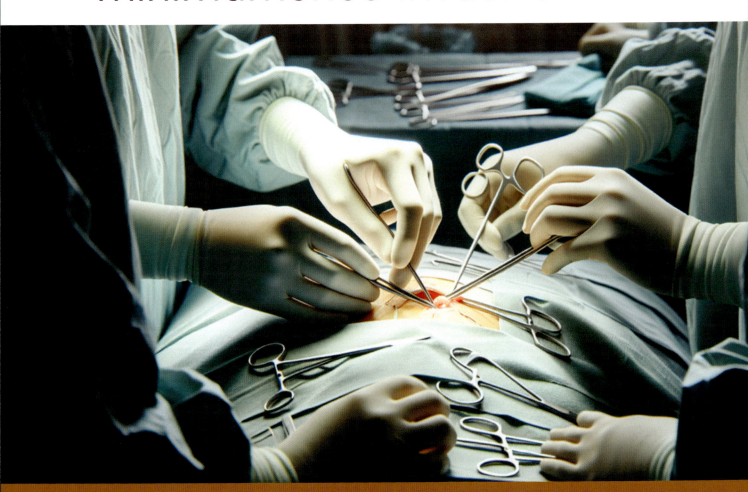

A atual busca por uma medicina cada vez mais precisa, nos ajuda a dimensionar a medida correta para um tratamento mais adequado e personalizado.

Como descrito anteriormente, é notória a redução da agressividade do tratamento cirúrgico através do tempo, mas curiosamente, também é notória a mudança do papel feminino na sociedade atual.

A atual postura da mulher na sociedade moderna, ativa, igualitária e independente, de certa forma, forja novas obrigações do cirurgião mastologista para com as suas pacientes.

A correspondência de um tratamento cirúrgico do câncer de mama mais adequado e personalizado que objetive a excelência do tratamento oncológico pareado à excelência do resultado cosmético tornou se um novo desafio. Além disso, a essencial necessidade de um rápido retorno às atividades diárias e laboriais exige um procedimento que permita uma rápida recuperação física e mental.

Assim, atualmente, concomitante às atuais necessidades sociais e pessoais do universo feminino, a predominância do jargão de que "menos é mais" desvenda um processo intrínseco do descalonamento nas várias modalidades do tratamento do câncer de mama (tratamento sistémico e radioterápico). Processo este, que desemboca no conceito do procedimento cirúrgico minimamente invasivo.

Este conceito de abordagem "minimamente invasiva ", que caminha ao encontro da atual postura e necessidade da mulher na sociedade, atende cerca de 25% dos tumores iniciais ou dos tumores que se tornaram mínimos após ação de algum tratamento sistêmico prévio.

Estas abordagens cirúrgicas, cada vez menos invasivas, foram inicialmente descritas em estudos que, apesar de serem não controlados, forneceram a prática e o conhecimento necessário para a realização de novos estudos randomizados fase II e III.

Dessa maneira, atualmente, é inconcebível não pensar na concepção de um tratamento cirúrgico mínimo, praticamente imperceptível.

Buscando ressonância com meu propósito cirúrgico, encontrei no Japão o início deste caminho. Após um estagio no Kameda Medical Center, Japão, a idéia de desenvolver uma abordagem cirúrgica mínima e diferenciada tornou se minha obcessão.

Capítulo 4

Cicatriz
Uma Marca para a Vida Toda

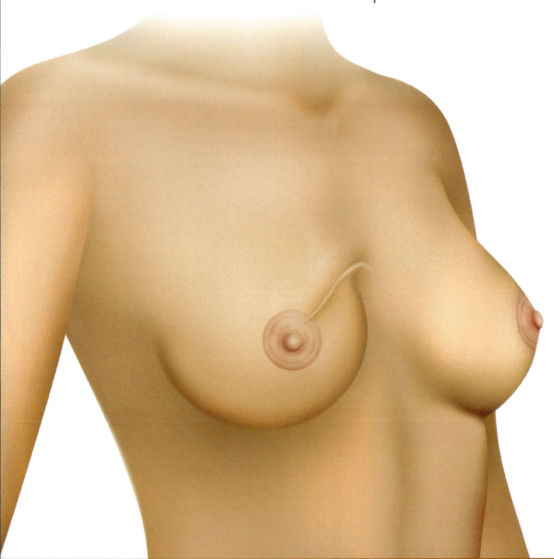

Conforme a definição genérica da Wikipédia, que é concordante com muitos outros dicionários, cicatrizes são áreas de tecido fibroso resultante de uma agressão à derme em consequência de uma lesão ou de uma incisão cirúrgica e que, além de causarem impacto estético em virtude da perda da integridade da pele e do tecido subcutâneo, tornam a região mais vulnerável a infecções e à perda da normoestesia. No entanto, para a paciente, a cicatriz tem um significado muito mais complexo e impactante do que a definição técnica.

A preocupação com a imagem corporal e sexual é um aspecto inerente ao comportamento humano e está relacionada com a vitalidade, a capacidade física e o contexto social. A imagem ou consciência corporal é definida como a representação mental que cada indivíduo faz de seu próprio corpo, mas que, na maioria das vezes, pode ser visto e tocado.

No universo feminino, essa imagem faz parte de um conceito sobre si mesma e inclui sentimentos e atratividade. Claramente, então, essa imagem tem grande importância na construção e manutenção da autoconfiança, influenciando no comportamento, nos hábitos e até nos vícios do indivíduo.

Nesse sentido, o diagnóstico de um câncer de mama traz, em primeira instância, uma percepção negativa da própria imagem. Essa negatividade, na grande maioria dos casos, torna-se ainda mais evidente quando se observam pacientes sobreviventes ao tratamento dessa doença. O câncer de mama é, muitas vezes, uma experiência catalisadora de uma insatisfação com a "nova" aparência, que, em determinados casos, está atrelada à perda da integridade corporal e, por conseguinte, da feminilidade e da atratividade, prejudicando o convívio social e a performance sexual.

Em seres humanos, a atividade sexual pode ser afetada quando alguma experiência prejudica a maneira o indivíduo vê seu próprio corpo ou enxerga a si mesmo, especialmente as mulheres. Essas modificações físicas podem levar a mudanças psicológicas associadas à perda do desejo sexual e à vergonha de si mesma.

A questão cultural também exerce influência na autoimagem. Como exemplo, pode-se citar um estudo publicado em 1999, que mostrou que as mulheres latinas reportam mais queixas sexuais que outros grupos étnicos.

Apesar de parecer incoerente, muitos estudos mostram que a insatisfação física nem sempre está diretamente relacionada ao tipo de cirurgia mamária realizada, seja mastectomia, seja cirurgia conservadora, mas sim às suas consequências como um todo. Dois estudos alemães, por sua vez, mostraram que a mastectomia gera um impacto mais intenso do que a cirurgia conservadora em relação à imagem corpórea e à atividade sexual. Há, ainda, estudos que relatam diferentes impactos de acordo com o tipo de cirurgia realizado, mostrando também que a superação dessas dificuldades melhora mais rapidamente entre as mulheres que tiveram a mama preservada.

É claro que os tratamentos não cirúrgicos regionais e/ou sistêmicos (radioterapia e terapia sistêmica) causam, por um longo tempo, profundo abalo físico e psicológico. No entanto, a marca física deixada pela cirurgia na pele tem um peso muito mais marcante por toda a vida.

A experiência de ter sobrevivido a um tratamento de um câncer de mama envolve uma série de sentimentos que podem causar efeitos transitórios ou persistentes. As cicatrizes, em sua grande maioria, são marcas que, além de estabelecerem novas percepções físicas, sexuais, comportamentais e sociais, se tornam também registros na memória que sempre reportarão ao motivo de sua origem.

Existem poucas publicações que analisem exclusivamente o impacto das cicatrizes cirúrgicas. Um estudo sueco mostrou que 84% de 297 pacientes, em um seguimento médio de 16 meses, estavam satisfeitas com suas cicatrizes após terem sido tratadas por uma cirurgia conservadora, porém as assimetrias mamárias decorrentes do procedimento cirúrgico realizado foram motivo de insatisfação para 20% delas. Outro estudo, irlandês, mostrou que muitas mulheres preferiam cicatrizes periareolares ou nos quadrantes inferiores das mamas, por serem menos aparentes.

Entre a dificuldade metodológica de avaliação e a escassa literatura sobre esse tema, há um interessante estudo americano que fez uma pesquisa nacional com o objetivo de compreender como as cicatrizes impactam na vida de cada paciente. A análise foi feita a partir de resultados quantitativos coletados em 2016, em uma larga população feminina que passou por tratamento cirúrgico de mastectomia ou cirurgia conservadora para câncer de mama. Foram 215 pacientes submetidas à cirurgia conservadora, 140 à mastectomia e 132 que passaram pelos dois procedimentos. Entre as mulheres que tiveram uma cirurgia conservadora, 64% estavam insatisfeitas com a localização da cicatriz e 26% relataram consequências negativas das cicatrizes cirúrgicas no que se refere a mudanças de hábitos simples, como se despir na frente de alguém ou utilizar roupas que as escondam. O estudo também mostrou um alto percentual de mulheres cujas cicatrizes impactaram significativamente em sua autoconsciência . Além disso cerca de 45% das pacientes submetidas à cirurgia conservadora não concordavam com a localização das cicatrizes deixadas em suas mamas, preferindo que fossem mais discretas e bem posicionadas.

Assim, fica evidente que as cicatrizes realmente podem gerar um importante impacto negativo na vida das pacientes após tratamento cirúrgico mamário. Portanto, os cirurgiões de mama, sempre que possível, devem minimizar esse transtorno às suas pacientes, escolhendo adequadamente onde e como farão as incisões.

É importante lembrar que todos os tratamentos para o câncer de mama devem envolver a participação da paciente, pois esse processo é fundamental não somente na aceitação da proposta do tipo de abordagem a ser realizada, como também na aceitação do resultado pós-cirúrgico, o que contribuirá para uma melhor qualidade de vida.

REFERÊNCIAS

1. Andersen R, Urban N. Involvement in decision-making and breast cancer survivor quality of life. Ann Behav Med. 1999;21(3):201-9.
2. Bulstrode NW, Shrotria S. Prediction of cosmetic outcome following conservative breast surgery using breast volume measurements. Breast. 2001;10:124-6.
3. Cicatriz. In: Wikipédia: a enciclopédia livre. Disponível em: https://pt.wikipedia.org/wiki/Cicatriz. Acesso em: 21 jun 2024.
4. Cohen MZ, Kahn DL, Steeves RH. Beyond body image: the experience of breast cancer. Oncol Nurs Forum. 1998;25:835-41.
5. Dahlbäck C, Manjer J, Rehn M, Ringberg A. Determinants for patient satisfaction regarding aesthetic outcome and skin sensitivity after breast-conserving surgery. World J Surg Oncol. 2016;14:303.
6. Gass J, Mitchell S, Hanna M. How do breast cancer surgery scars impact survivorship? Findings from a nationwide survey in the United States. BMC Cancer. 2019;19:342.
7. Goldberg JA, Scott RN, Davidson PM, Murray GD, Stallard S, George WD, et al. Psychological morbidity in the first year after breast surgery. Eur J Surg Oncol. 1992;18:327-31.
8. Holmberg L, Omne-Ponten M, Burns T, Adami HO, Bergström R. Psychosocial adjustment after mastectomy and breast- conserving treatment. Cancer. 1989;64:969-74.
9. Hopwood P. The assessment of body image in cancer patients. Eur J Cancer. 1993;29A:276-81.
10. Hordern A. Intimacy and sexuality for the woman with breast cancer. Cancer Nurs. 1993;23:230-6.
11. Kayse RC, Vachani C, Hampshire M, Di Lullo GA, Metz JM. Cosmetic outcomes and complications reported by patients having undergone breast-conserving treatment. Int J Radiation Oncol Biol Phys. 2012;83(3):839-44.
12. Markiewicz DA, Schultz DJ, Haas JA, Harris EE, Fox KR, Glick JH, et al. The effects of sequence and type of chemotherapy and radiation therapy on cosmesis and complications after breast conservation therapy. Int J Radiat Oncol Biol Phys. 1996;35:661-8.
13. Mock V. Body image in women treated for breast cancer. Nurs Res. 1993;42:153-57.
14. Spencer SM, Lehman JM, Wynings C, Arena P, Carver CS, Antoni MH, et al. Concerns about breast cancer and relations to psychosocial well-being in a multiethnic sample of early-stage patients. Health Psychol. 1999;18:159-68.
15. Stoddard AM, Lipkus I, Lane D. Characteristics of under-users of mammogram screening aged 50 to 80. Preventative Medicine. 1998; 27:478-87.
16. White CA. Body image dimensions and cancer: a heuristic cognitive behavioral model. Psycho-Oncology. 2000;9:183-92.
17. Wolberg WH, Romsaas EP, Tanner MA, Malec JF. Psychosexual adaptation to breast cancer surgery. Cancer. 1989;63:1645-55.
18. Yamamoto S, Chishima T , Sugae S, Yamagishi S, Yamada A, Narui K, et al. Evaluation of aesthetic outcomes of breast-conserving surgery by the surgeon, nurse, and patients. Asian J Surg. 2022;45:131-6.

Capítulo 5

Prime Incision
Uma Abordagem Cirúrgica Minimamente Invasiva

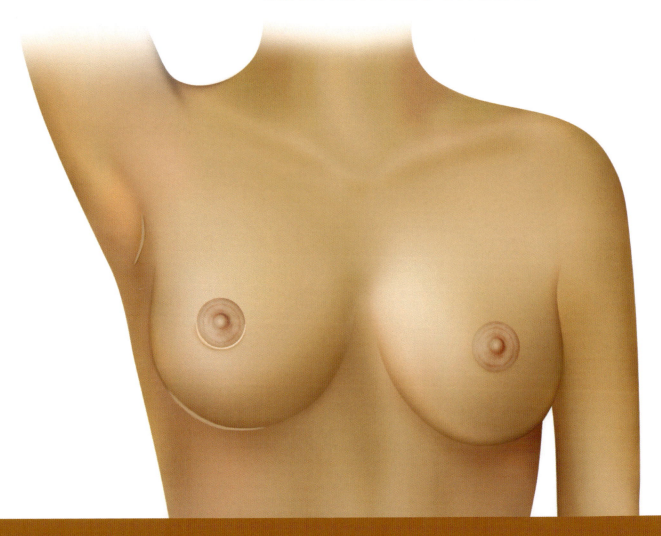

A cirurgia conservadora tem suas efetividade e credibilidade já consagradas. São inúmeros os estudos pivotais realizados que embasam sua indicação dentre as várias possibilidades de tratamento cirúrgico do câncer de mama. No entanto, o progresso na maneira como se realizamos a procedimento conservador mudou muito com o tempo. Atualmente, em diversas situações, essas cirurgias vem somadas às técnicas de mamoplastia, nas quais se objetiva reduzir, levantar ou até aumentar o volume mamário.

Há mulheres extremamente satisfeitas com suas mamas e que desejam manter o aspecto anatômico e estético o mais intacto possível, isto é, desejam que as mamas se mantenham, após o tratamento oncológico, com as mesmas características. Há, também, aquelas que repudiam cicatrizes e que optam por uma abordagem que deixe o menor número possível de marcas, a fim de esconder que passaram por algum procedimento cirúrgico mamário. São pacientes que pretendem retomar sua rotina cotidiana após o tratamento, com o mínimo de sequelas.

Nas duas ultimas décadas, o termo "cirurgia minimamente invasiva" vem ganhando destaque. Inicialmente, foi aplicado às cirurgias com abordagens endoscópicas e robóticas ou realizadas através de incisões mínimas ou pouco aparentes. Esse tipo de abordagem, diferentemente das cirurgias convencionais, tem como premissa e vantagem a possibilidade de deixar cicatrizes menores, menos perceptíveis e em locais discretos.

Com esse mesmo objetivo, propõe-se uma abordagem menos invasiva: a realização do tratamento cirúrgico mamário por meio da remoção tumoral com abordagem axilar a partir de uma incisão única, independentemente da localização do tumor.

Inicialmente, a cirurgia era realizada por meio de uma técnica descrita por Masakuni Nogushi e Masashi Onikuchi, em 2010. A partir de uma incisão mínima periareolar, era realizado um *flap* dermocutâneo e introduzido um retrator para abertura de campo operatório. Esse retrator, associado ao descolamento dermocutâneo da fáscia superficial, permite uma mobilidade do FLAP, tornando possível atingir diferentes partes da mama e realizar a cirúrgia por meio de uma única incisão **(Figura 5.1)**.

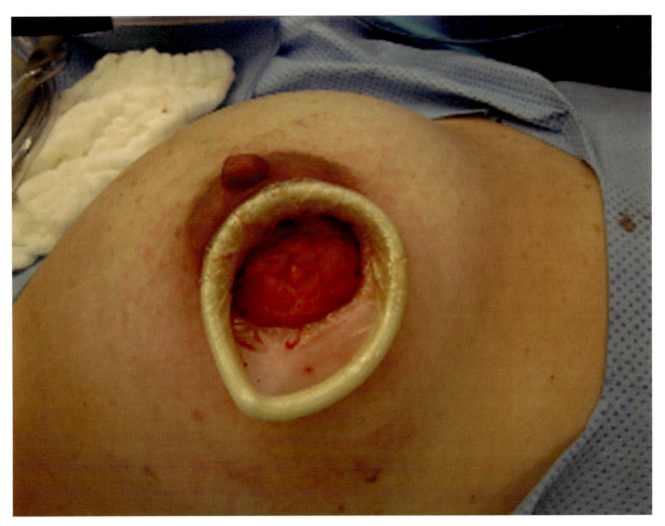

Figura 5.1 Abordagem utilizando a técnica de *moving window*.

Muitas pacientes foram tratadas dessa maneira com sucesso absoluto. Contudo, em determinadas abordagens, apesar de se utilizar a técnica do *moving window*, dependendo do local da incisão e da localização do tumor, a visibilização da área a ser operada era mais difícil, seja pela distância entre a incisão e a área tumoral ou a axila, seja pela insuficiência da iluminação local em virtude da menor entrada de luz externa.

Essas dificuldades, muitas vezes colocavam, em risco o sucesso da cirurgia, haja vista que a resolução de um sangramento local, por exemplo, poderia ser muito complicada. Por isso, passou-se a utilizar uma lupa com aumento de 2,5 vezes e fonte de luz própria. Também foi idealizada a confecção de instrumentais longos, desde diversos tipos de pinças e afastadores acoplados à iluminação por fibra ótica ou LED até aspirador de fumaça. Esses acessórios permitiram tamanha modificação nessa técnica de abordagem cirúrgica que foi possível executar cirurgias com menores incisões e maior facilidade técnica.

Assim, iniciou-se o desenvolvimento da técnica de abordagem única, denominada *prime incision*, que será descrita e ilustrada a seguir.

Prime Incision
Nossa Experiência

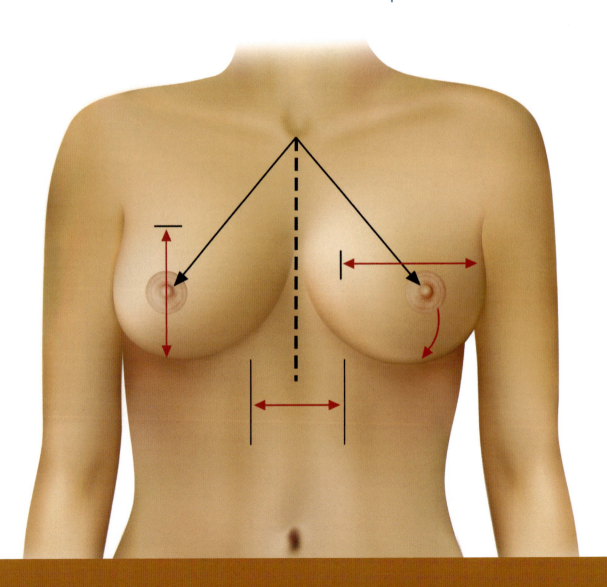

TÉCNICA CIRÚRGICA

Uma vez estabelecido o diagnóstico do câncer de mama inicial, a paciente deve ser encaminhada e submetida à marcação e localização do tumor e do linfonodo sentinela no Departamento de Radiologia e Medicina Nuclear do Hospital Israelita Albert Einsten. Sempre se utiliza o tecnécio-99m (Tc99m), injetado peritumoral e, em algumas situações, sub ou periareolar, aproximadamente 4 horas antes do procedimento cirúrgico.

Quando há nódulos não palpáveis, utiliza-se a técnica do SNOLL[1]; já quando o tumor é palpável, realiza-se a injeção subareolar para localização do linfonodo sentinela.

A abordagem da incisão é escolhida de acordo com a localização do tumor. A incisão em sulco inframamário é selecionada para tumores situados nos quadrantes inferiores, laterais ou mediais **(Figura 6.1)**. A incisão axilar **(Figura 6.2)** é utilizada quando o tumor está localizado nos quadrantes superiores e quando o diâmetro areolar é menor que 3 cm. Por fim, a incisão periareolar **(Figura 6.3)** é escolhida para abordar tumores nos quadrantes superiores ou laterais e quando a aréola tem um diâmetro maior que 3 cm.

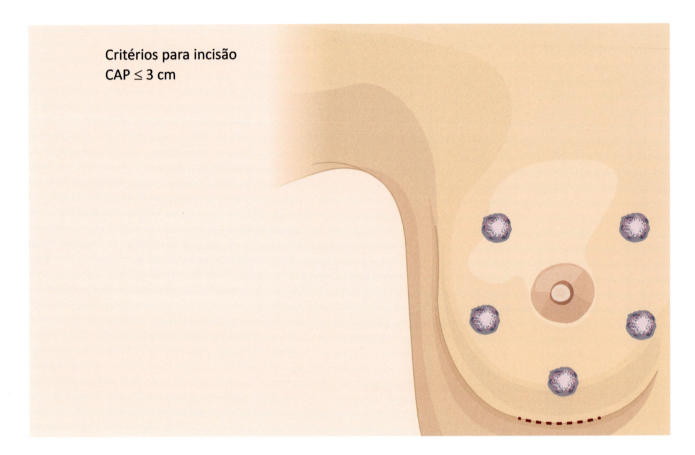

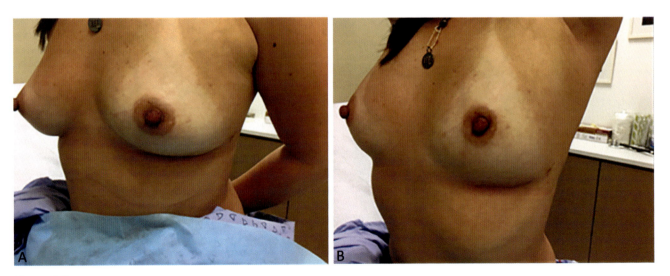

Figura 6.1
Incisão em sulco (pontilhado) para tumores (roxo) localizados em diversas áreas da mama.

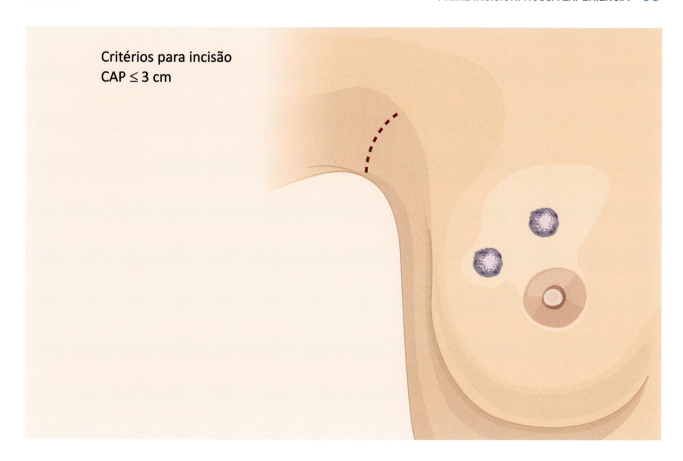

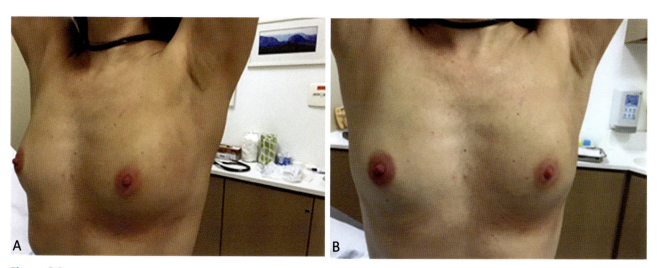

Figura 6.2
Incisão em axila (pontilhado) para tumores (roxo) localizados em quadrante superior lateral e quadrantes superiores.

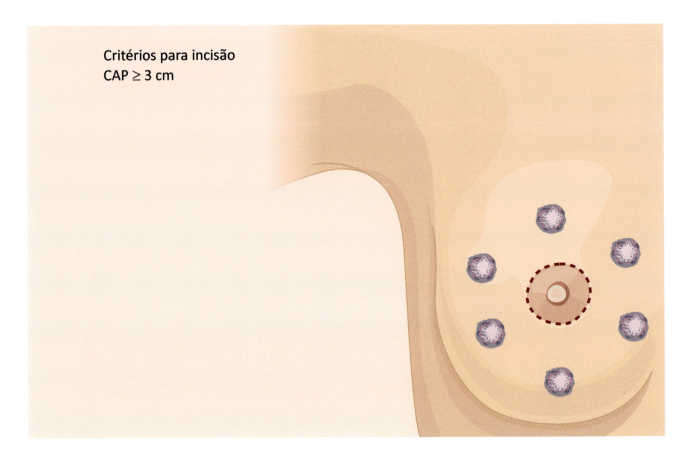

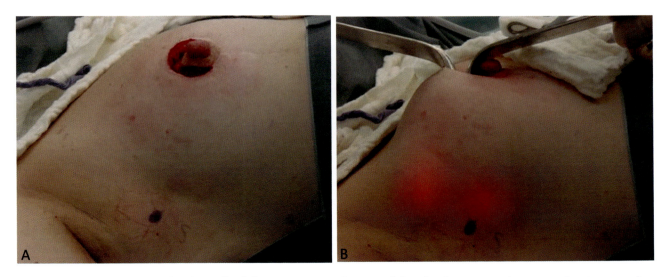

Figura 6.3 Incisão periareolar (pontilhado) para tumores (em roxo) localizados em qualquer quadrante – porém, sugere-se mais para lesões em quadrante superior lateral, ou quadrantes superiores.

Na abordagem periareolar, a incisão envolve metade da aréola; quando se realiza uma abordagem inframamária, a incisão deve medir de 4 a 7 cm, e quando a abordagem é axilar, faz-se uma incisão de cerca de 5 a 6 cm em linha axilar, seguindo as linhas de Langer. Após a incisão cirúrgica, independentemente do local da abordagem, a pele é dissecada através da fáscia superficial e, com auxílio de um afastador especial Alexis©, protege-se a pele da incisão.[2]

O tecido glandular é dissecado com bisturi elétrico e o campo operatório é exposto com a ajuda de válvulas longas e leves e com aspirador de fumaça e fonte de luz acoplada.

Uma vez alcançada e identificada a área a ser removida, esta é demarcada com auxílio do probe e, para facilitar na distinção, pode-se tingir essa área com alguma tinta azul ou verde. Na sequência, remove-se o tumor e realiza-se *shaving* das margens da cavidade.

Todas as cirurgias são acompanhadas pelo patologista, o qual analisa as margens tumorais com exame de congelação intraoperatório. Após a confirmação das margens livres, segue-se em direção à pesquisa do linfonodo sentinela. Disseca-se a loja tumoral até a fáscia profunda que está sobre a musculatura do peitoral, e esta é dissecada em direção à axila. Após atingir a axila, através da dissecção da fáscia clavipeitoral, procede-se a localização e retirada do(s) linfonodo(s) sentinela(s), sempre com auxílio do gama probe. Quando necessário, os linfonodos axilares de nível I e II são dissecados pela mesma incisão. Depois disso, realizam-se a hemostasia, a colocação de dreno a vácuo e o fechamento da ferida.

Após o procedimento, todas as pacientes são acompanhadas para cuidados pós-operatórios uma vez por semana, durante o primeiro mês, 45 dias após a cirurgia e uma vez a cada 3 meses durante o primeiro ano. Depois disso, todas as pacientes são acompanhadas a cada 6 meses por 5 anos.

Pacientes que não receberam radioterapia intraoperatória podem ser submetidas à radioterapia convencional ou hipofracionada, conforme decisão do radio-oncologista em cada caso. Quando se opta pela radiação intraoperatória, esta é realizada com o Zeiss Intrabeam (Carl Zeiss Meditec AG, Alemanha), com dosimetria variável de acordo com o tamanho da ponta do aplicador. O aplicador mais comumente utilizado é aquele em esfera e com 3,5 cm de diâmetro, que libera 20 Gy até 1 mm distante da superfície da esfera, 5 Gy a 10 mm e 1 Gy a 27 mm, por um período de 20 a 30 minutos, dependendo do caso. Atualmente, somam-se cerca de 250 casos operados com essa técnica.

O índice de complicação tem sido extremamente baixo, atualmente com apenas um caso de retração em cicatriz cirúrgica, que aconteceu em uma paciente de 62 anos que apresentava um tumor em quadrante superior lateral e complexo aréolo-papilar com diâmetro menor que 3 cm **(Figura 6.4)**.

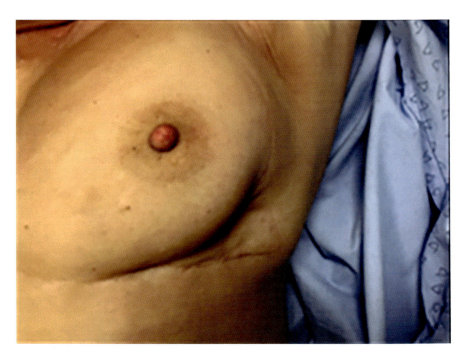

Figura 6.4
Retraçao em incisão em QIL acentuada após o tratamento radioterapico

Optou-se pela cirurgia através do sulco inframamário, mas posteriormente notou-se que a mama ficou um pouco mais alta em virtude do fechamento da cavidade tumoral, çálevando à retrao no local da cicatriz. Esse defeito não foi percebido no momento do fechamento, mas se tornou evidente à medida que a cicatrização evoluía. A retração era aparente somente quando a paciente erguia o membro superior homolateral, e ela não se incomodou com isso.

Outros dois casos apresentaram reação eczematosa, uma em cicatriz axilar e outra em cicatriz em sulco inframamário, provavelmente por serem locais de transpiração excessiva naquelas pacientes. Essa reação foi solucionada com o uso de corticosteroide tópico.

Em todos os casos, a remoção de tecido tumoral e peritumoral aconteceu através da incisão única, com volume de cerca de 16 cm^3. Apesar de esse volume ser menor que o obtido pela abordagem tradicional, foi o suficiente para ter margens livres, não havendo nenhum caso com necessidade de reabordagem.[3]

O número médio de linfonodos sentinelas retirados é o mesmo da abordagem convencional com duas incisões, ou seja, cerca de dois linfonodos por procedimento.

O tempo de execução da *prime incision* melhorou conforme a evolução do aprendizado e a segurança com a técnica, sendo estimado em 130 minutos por procedimento.

Para avaliar o nível de satisfação das pacientes após a cirurgia, foi aplicado um questionário, que obteve cerca de 80 respostas. Questionadas sobre o índice de satisfação com a cicatriz, 84% das pacientes responderam "muito satisfeita", 38,7% referiram a cicatriz como "imperceptível" e 30% como "inaparente". A maioria das pacientes não mudou sua opinião sobre o formato e o volume da mama em comparação ao que era antes da cirurgia. Também não referiram mudanças quanto à aparência de suas mamas quando estavam vestidas. Sobre sentirem alguma vergonha em mostrar as mamas despidas a alguém, também não houve diferença em relação ao comportamento anterior à cirurgia, o que mostra que o procedimento não as tornou mais inibidas nesse quesito.

A técnica de incisão cirúrgica única, ou *prime incision*, é altamente viável e uma excelente opção para tratar o câncer de mama inicial nos casos em que as pacientes estão plenamente satisfeitas com suas mamas em termos estéticos, não toleram muitas cicatrizes e não têm o desejo de mudar o formato delas com uma cirurgia plástica bilateral durante o tratamento oncológico cirúrgico.

A abordagem minimamente invasiva, reforça o conceito oncoplástico no tratamento do câncer de mama e é totalmente segura do ponto de vista oncológico, além de factível e reprodutível.

PASSO A PASSO | Cirurgia com incisão em sulco mamário

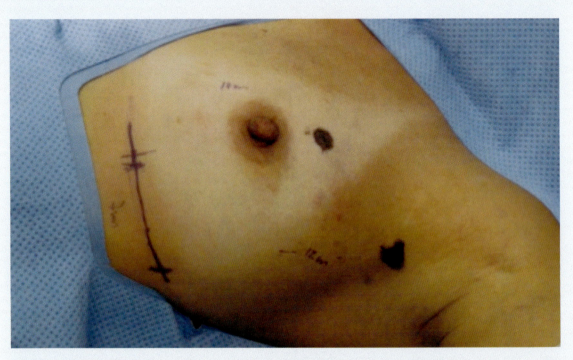

Figura 6.5 Marcação do sulco inframamário a ser incisado.

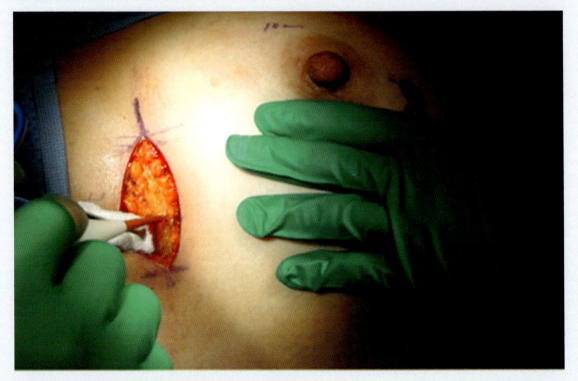

Figura 6.6 Início de incisão em sulco inframamário.

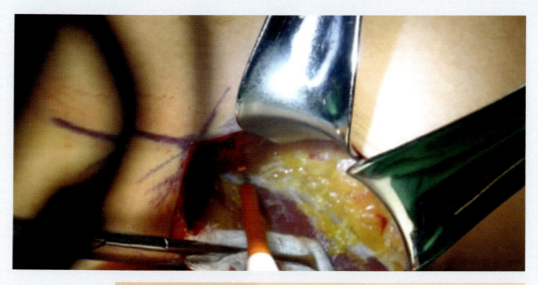
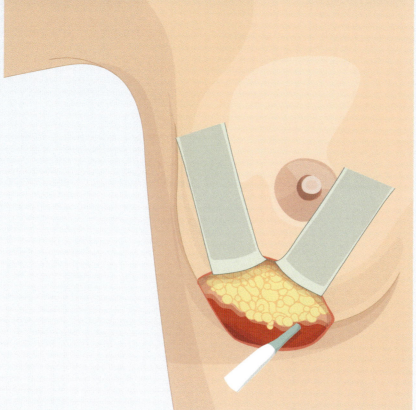

Figura 6.7 Dissecção de fáscia posterior expondo todo o músculo peitoral maior, tendo como limite lateral da dissecção a borda lateral do músculo grande peitoral. Nesse caso, o espaço foi dissecado até a área tumoral em quadrante superior de mama esquerda.

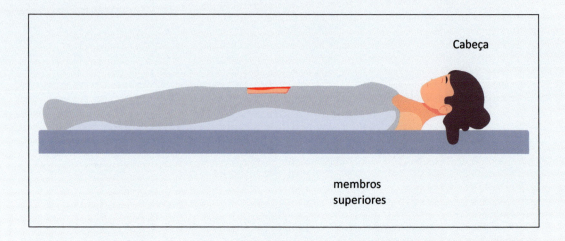

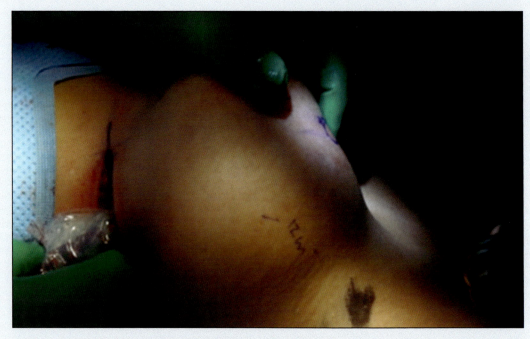

Figura 6.8 Através do espaço retroglandular, procura-se, o probe identificar, a lesão nodular presente na junção dos quadrantes superiores de mama esquerda.

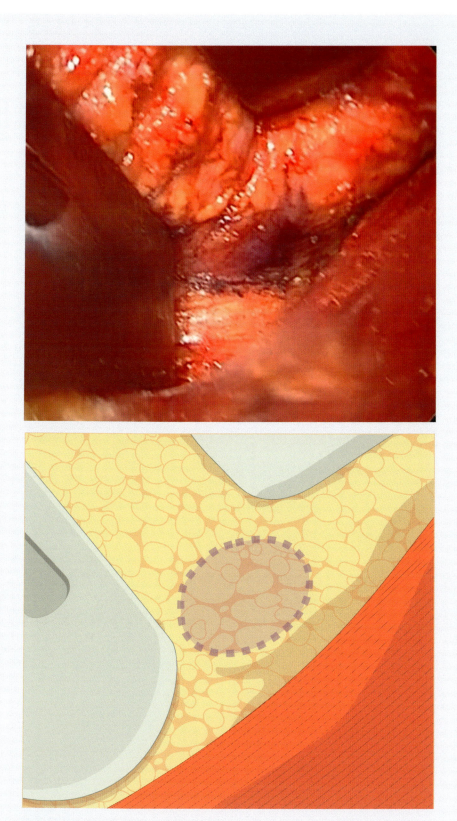

Figura 6.9 Tingindo a ponta do probe com caneta marcadora, quando se encontra a área do tumor, é possível identificar a projeção da lesão tumoral.

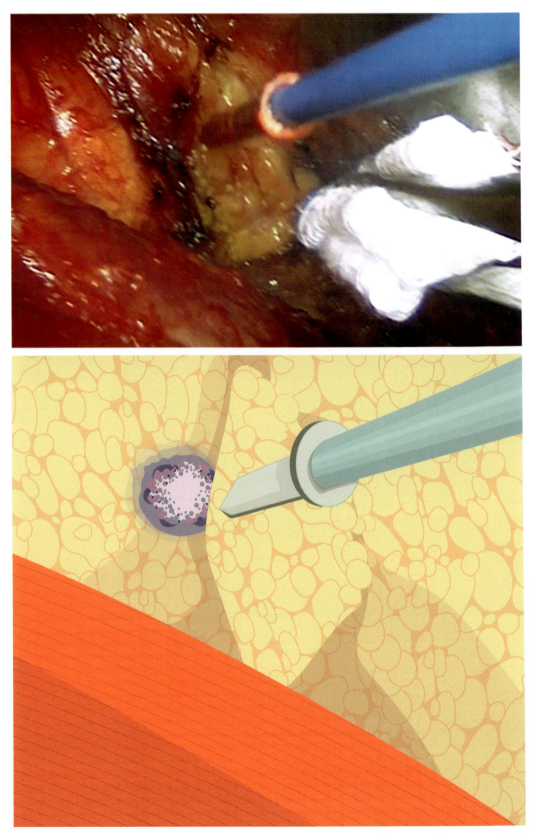

Figura 6.10 Uma vez identificada a projeção do tumor, realiza-se a dissecção deste a partir de uma abordagem retroglandular.

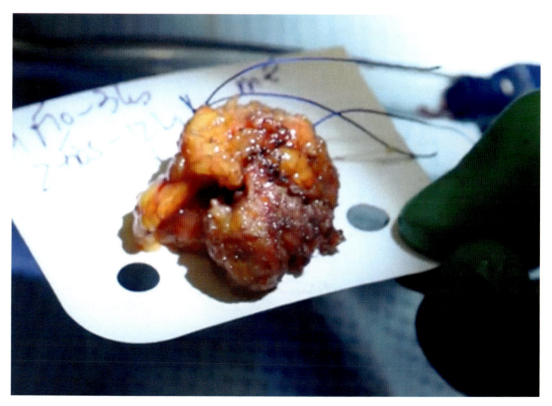

Figura 6.11 Retirada toda a lesão, esta mesma é identificada e enviada ao patologista.

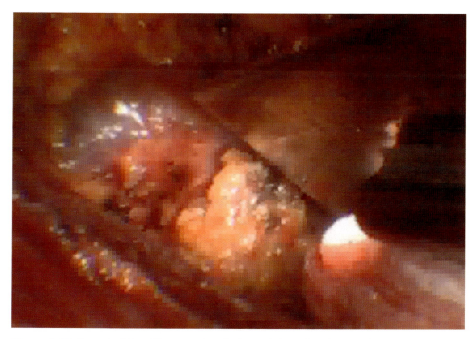

Figura 6.12 Depois, identifica-se a borda lateral do músculo grande peitoral previamente exposto e, assim, acessa-se o cavo axilar. Utilizando o probe, identifica-se o foco de *hotspot*, onde está o linfonodo sentinela.

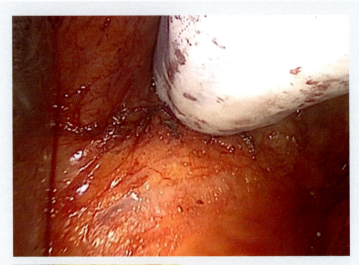

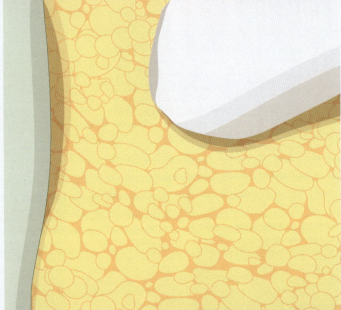

Figura 6.13 Identifica-se e disseca-se o linfonodo sentinela – aqui, cabe lembrar da importância da utilização de instrumental longo e fonte de luz própria e acoplada lentes com aumento de 2 a 3,5 vezes.

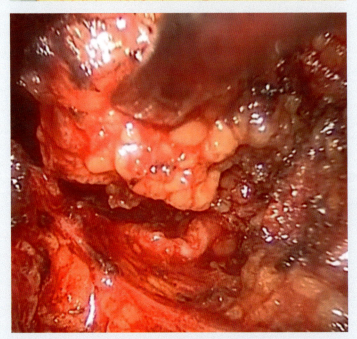

Figura 6.14
Identificação do linfonodo sentinela.

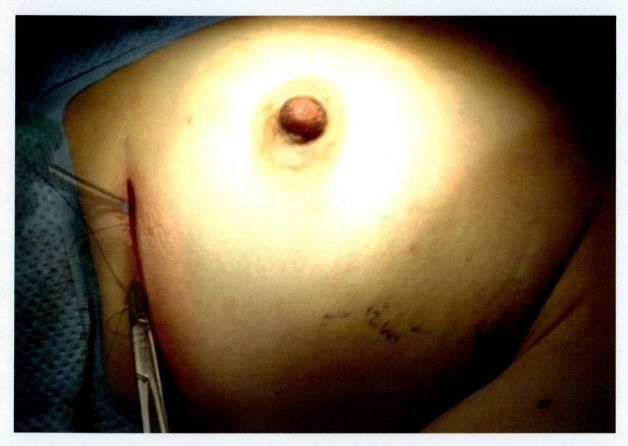

Figura 6.15 Após a retirada do linfonodo sentinela, realiza-se a hemostasia de toda a cavidade, insere-se o dreno e procede-se o fechamento.

REFERÊNCIAS

1. Ahmed M, Douek,M. Sentinel node and occult lesion localization (SNOLL): a systematic review. Breast. 2013;22:1034-40.
2. Bromberg SE, Giordano R. Prime incision and modified moving window: a minimally invasive access for breast cancer surgical treatment. World J Plast Surg. 2016;5(3):252-8.
3. Bromberg SE, Moraes PF, Ades F. Prime incision: a minimally invasive approach to breast cancer surgical treatment—a 2 cohort retrospective comparison with conventional breast conserving surgery. PLoS ONE. 2018;13(1): e0191056.

Vídeos

Acesso online de vídeos sobre técnicas de cirurgia com incisão em sulco mamário

VÍDEO 1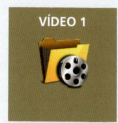

Incisão em sulco inframamário

Caso 1: Paciente de 64 anos com tumor em quadrantes laterais/supero lateral de mama direita Luminal B like.
https://vimeo.com/989593198

VÍDEO 2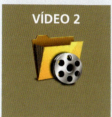

Dupla incisão em sulco inframamário

Caso 2: Paciente de 44 com uma lesão mínima de 7mm, Luminal em quadrante infero medial de mama esquerda
https://vimeo.com/989593385

VÍDEO 3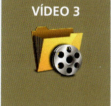

Incisão em sulco inframamário em tumor em QQSS

Caso 3: Paciente com tumor em quadrantes superiores de mama Esquerda.
https://vimeo.com/989593481

VÍDEO 4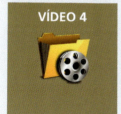

Incisão em sulco inframamário associado à radioterapia intraoperatória com o Intrabeam

Caso 4: Paciente de 67 anos com uma lesão única em quadrantes inferiores de mama esquerda.
https://vimeo.com/989593745

VÍDEO 5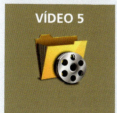

Incisão axilar

Caso 5: Paciente de 48 anos com tumor em quadrante supero lateral de mama direita de 9,4 mm Liminal A like.
https://vimeo.com/989593832

VÍDEO 6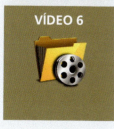

Incisão pero areolar associado à radioterapia intraoperatória com Intrabeam

Caso 6: Paciente de 60 anos com tumor único de 13 mm em quadrantes superiores de mama esquerda.
https://vimeo.com/989593991

Capítulo 7

Organização do Instrumental Cirúrgico

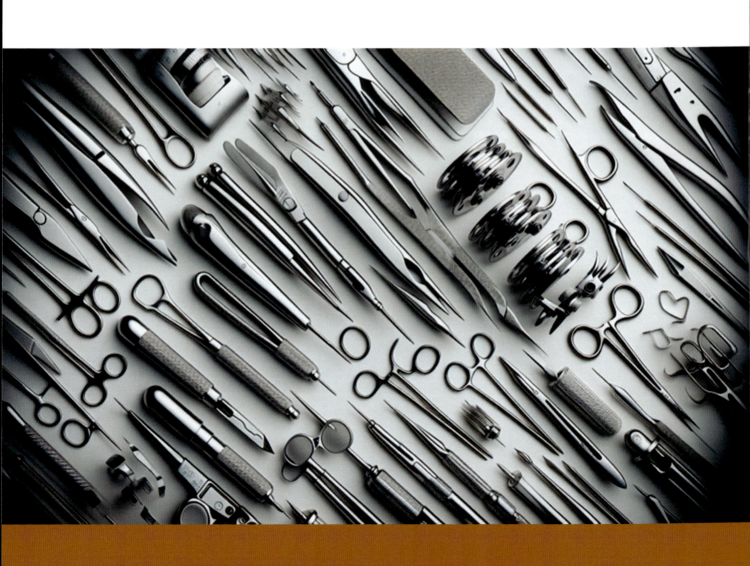

Conforme a descrição técnica realizada em capítulo anterior, a utilização de instrumentos longos facilita muito a abordagem. Quando se realiza toda a abordagem por uma única cicatriz, a visão de áreas mais distantes dependente de uma fonte de luz dirigida, bem como de instrumentos que alcancem essas áreas. Por isso, é recomendável a confecção de uma série de afastadores longos e, de preferência, com local para acoplamento de fonte luminosa e aspirador de fumaça (Figuras 7.1 a 7.5).

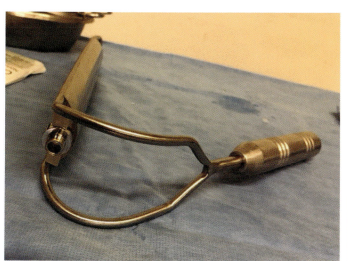
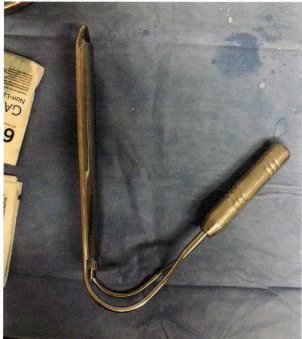

▲ Figura 7.1   Afastador com adaptador para fibra ótica.

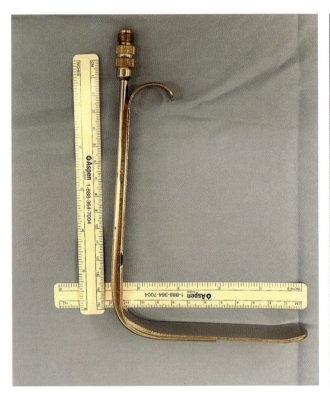

Figura 7.2 Afastador com adaptador para fibra ótica.

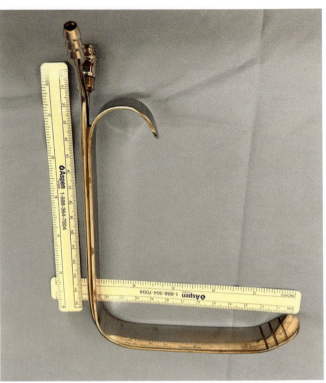

Figura 7.3 Afastador com adaptador para fibra ótica e para aspirador de fumaça.

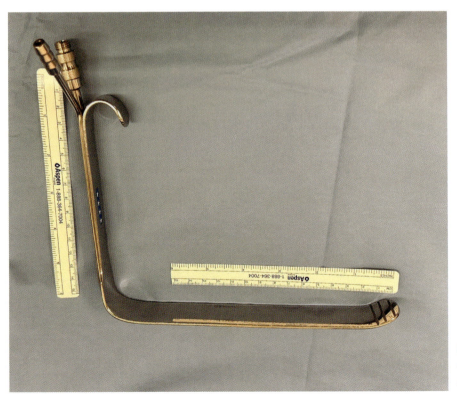

Figura 7.4 Afastador com adaptador para fibra ótica e para aspirador de fumaça.

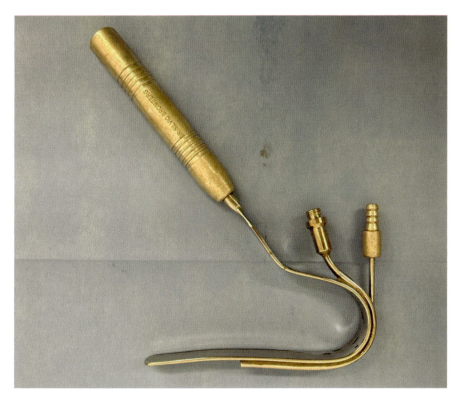

Figura 7.5
Afastador com adaptador para fibra ótica e para aspirador de fumaça.

Também são recomendáveis pinças anatômicas e DeBakey longas e pinças hemostáticas longas e com pontas delicadas, tanto retas quanto curvas, com comprimento variando de 25 cm a 30 cm (**Figuras 7.6 e 7.7**).

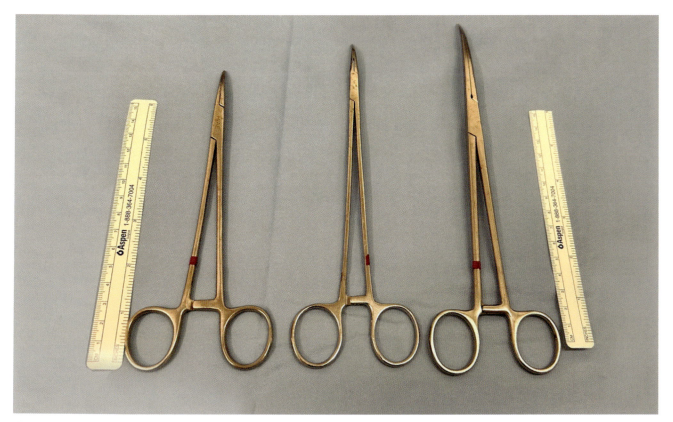

Figura 7.6 Pinças curtas e médias.

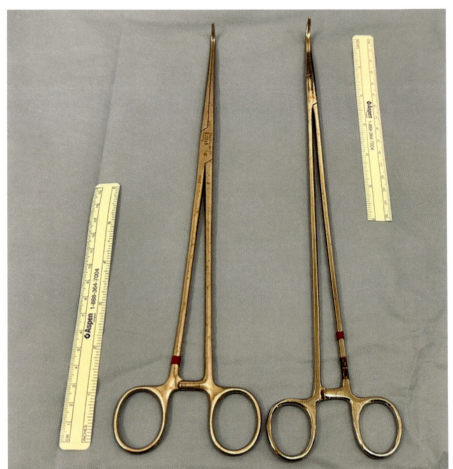

Figura 7.7
Pinças longas.

Para a clipagem do leito tumoral, às vezes é necessário um longo LigaClip®. Geralmente se utiliza o LT200 ou 300 **(Figura 7.8)**.

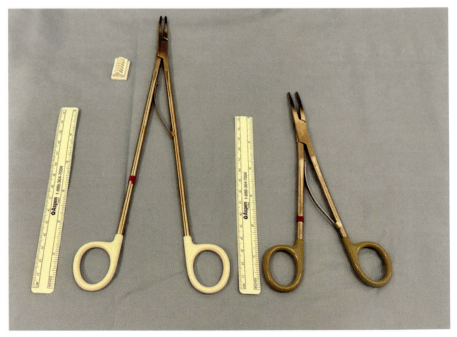

Figura 7.8
LigaClip®.

A utilização de uma lupa com aumento de 2,5 a 3 vezes associada a um fotóforo também é muito importante, pois a maior visão do campo operatório através das lentes de aumento e da iluminação facilita muito a abordagem cirúrgica. Existem várias marcas no mercado, tanto estrangeiras quanto nacionais. O ideal é experimentar diversos modelos até encontrar o mais ergonômico e confortável.

A utilização de um afastador flexível (p. ex., Alexis©) facilita a manutenção da abertura do acesso, além de afastar e proteger as bordas durante todo o procedimento **(Figura 7.9)**. Inclusive, esse afastador, dependendo do tamanho, pode ser utilizado para facilitar o acesso cirúrgico em qualquer tipo de incisão **(Figuras 7.9 a 7.12)**.

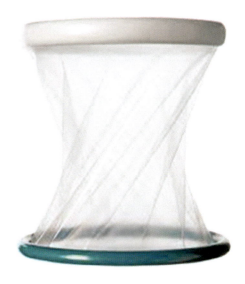

Figura 7.9 Afastador Alexis©.

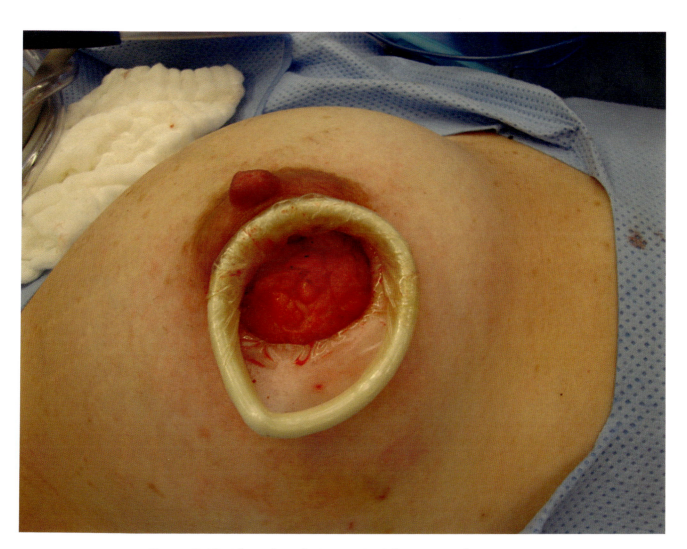

Figura 7.10 Afastador Alexis© em incisão periareolar.

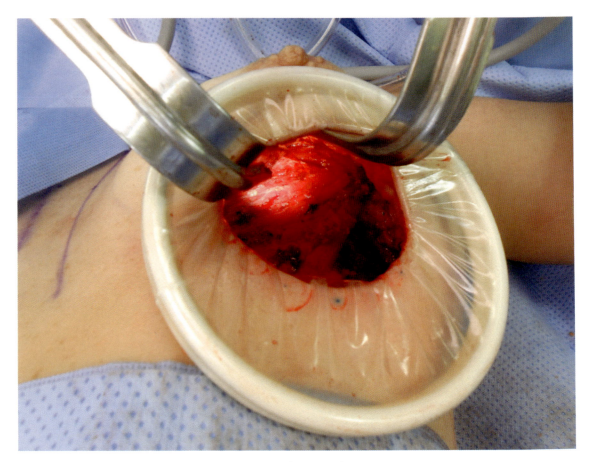

Figura 7.11 Afastador Alexis© em incisão inframamária.

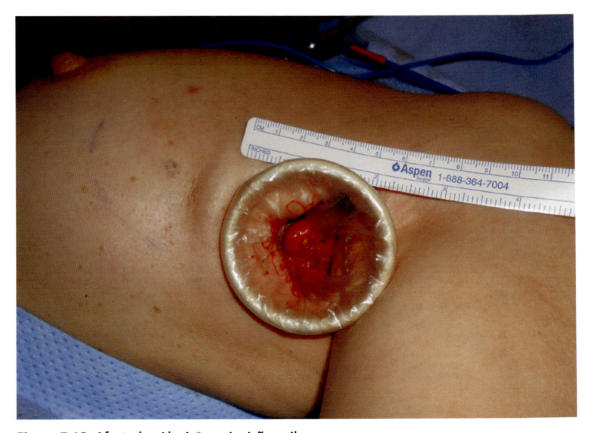

Figura 7.12 Afastador Alexis© em incisão axilar.

A **Figura 7.13** mostra uma mesa com o material principal para o início de um procedimento minimamente invasivo **(Figura 7.13)**.

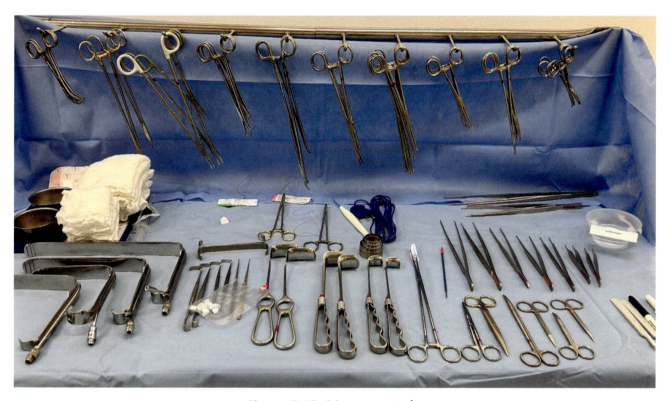

Figura 7.13 Mesa montada.

*" O importante é não parar de questionar;
a curiosidade tem sua própria razão de existir "*

ALBERT EINSTEIN